4万人の腰部脊柱管狭窄症を治した！

腰の痛みナビ体操

お茶の水整形外科院長
銅治英雄

アチーブメント出版

4万人の腰部脊柱管狭窄症を治した!

腰の痛みナビ体操

聞いてみました！

腰部脊柱管狭窄症の実態アンケート

国内に240万人いると言われる腰部脊柱管狭窄症患者。
著者の医院で、腰部脊柱管狭窄症の
初診患者さんたちに本音を聞いてみました。
難治だから何年もかかるの？
期待する治療効果は出ているの？
独自調査によって驚きの実態が見えてきました。

図1 お困りの程度はどのくらいでしょうか？

n=100

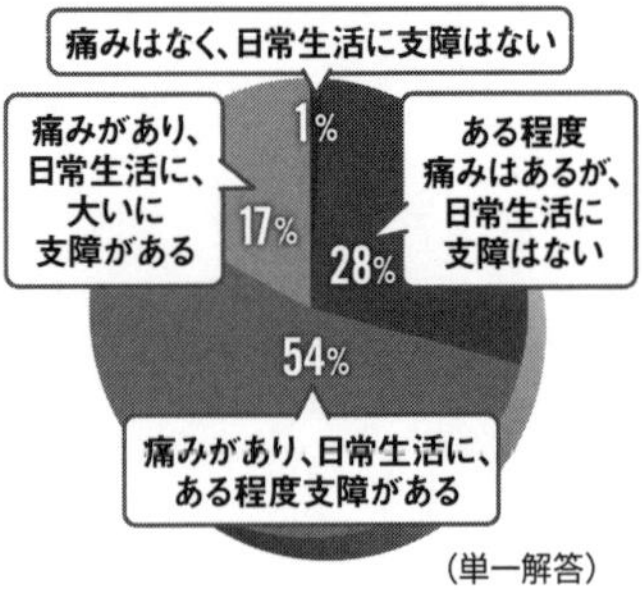

（単一解答）

図2 どのくらいの期間、症状を感じていますか？

n=100

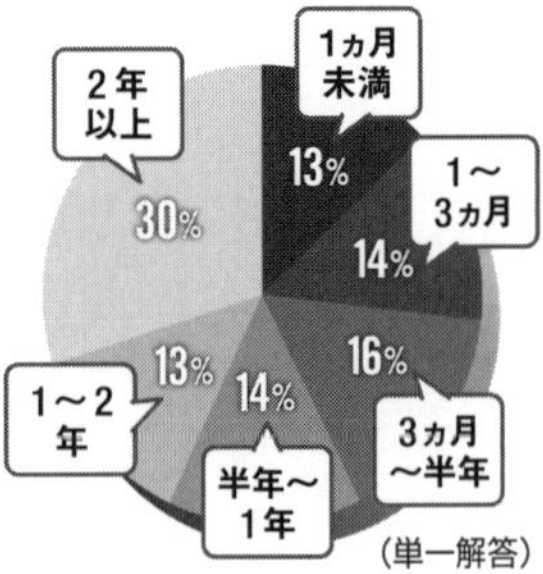

（単一解答）

図3 今までの整形外科の診療には、満足しましたか？

n=100

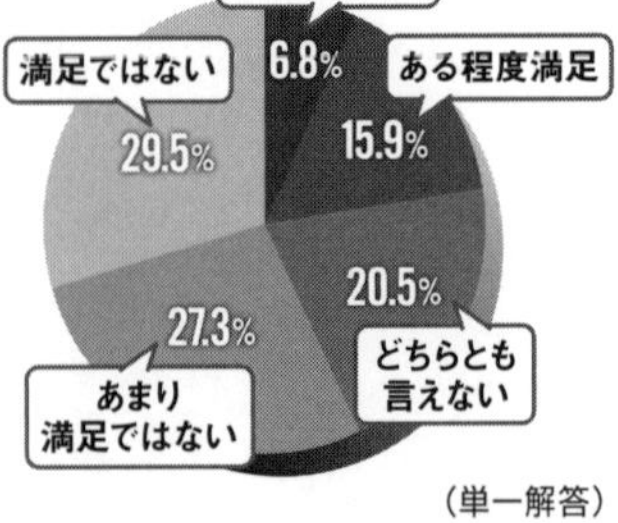

（単一解答）

図5 今まで受けた治療で、最も役に立ったのはどのような施設でしたか？

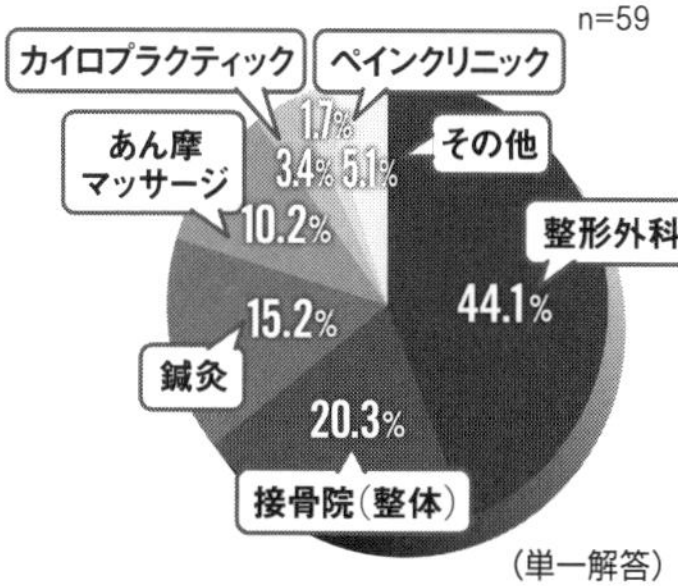

図4 当院に来院されるまで、他の整形外科には何箇所行きましたか？

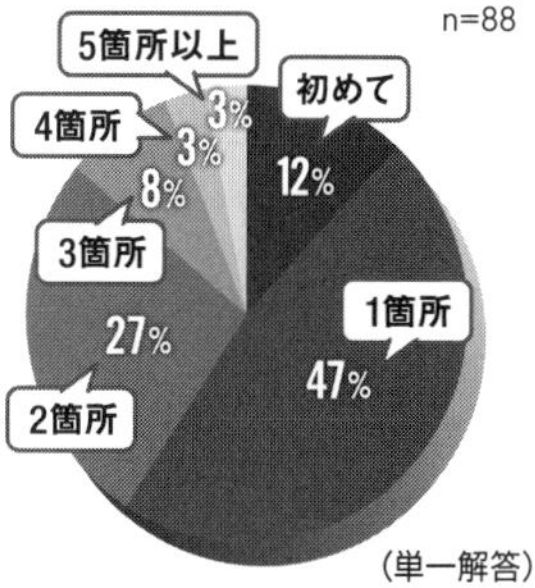

図6 今までの整形外科では、どのような治療を受けましたか？

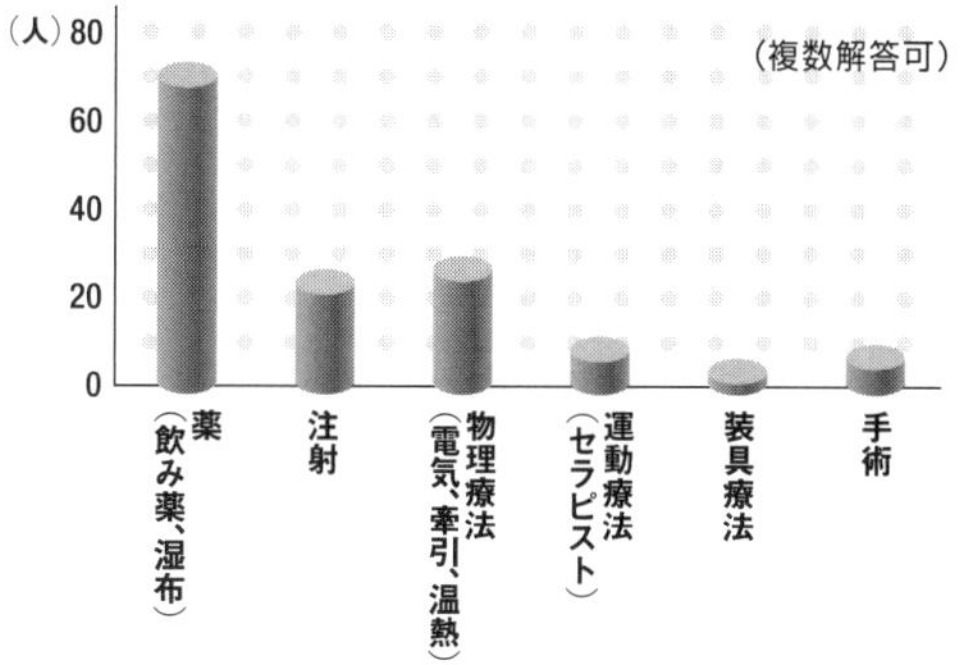

図7 一般的な整形外科には、どのような治療を期待しますか？

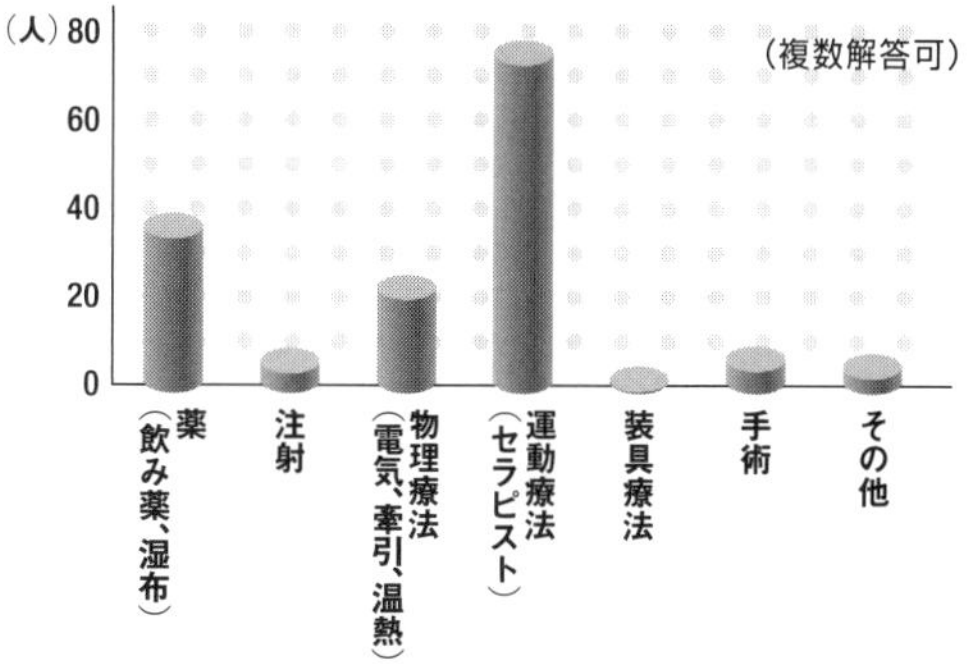

はじめに　腰部脊柱管狭窄症難民のあなたへ

腰部脊柱管狭窄症は、足の痛みやしびれをはじめとした、さまざまな症状を引き起こす症候群です。

典型的な症状としては、足が痛い、足がしびれる、腰からお尻にかけて痛い、長く歩けないが休むとまた歩ける（間欠性跛行）、足の裏に砂利を踏んだような違和感がある、足に力が入らない、陰部がしびれる、尿が漏れるといったものが挙げられます。

当院の調べでは、腰部脊柱管狭窄症によって日常生活に支障があるほどの痛みやしびれなどの症状を訴える人は71パーセントでした（図１）。

しかも、慢性の症状（3ヵ月以上）を抱えている人が全体の73パーセントと大半を占めています。なかには2年以上という人も30パーセントおり、長期にわたって苦しむ症状であることが明らかになっています（図2）。

ところが、驚くべきことに**77パーセントの人が、一般の整形外科での治療に満足していない**という結果が出ました（図3）。初診患者にアンケートを取っても、9割近くはほかの整形外科でなんらかの治療を受けたあと、当院に来院されていることがわかりました（図4）。

なぜ、いろいろな整形外科を渡り歩く**腰部脊柱管狭窄症難民**があふれてしまうのでしょうか？

医療は、症状や検査結果などに基づいて診断を下し、治療をおこないます。しかし、腰部脊柱管狭窄症は**いまだに統一された診断基準が存在せず、原因もわかっていないのです。**

なぜなら腰部脊柱管狭窄症は「椎間板の変性」「靭帯の肥厚」「骨の変形」といったさまざまな要因が複雑に絡み合った症候群で、とても1つの原因で説明できるものではないからです。

原因がわかれば、その原因に対する治療法が決まります。ところが、腰部脊柱管狭窄症は原因が不明で、治療法としては、薬、注射、物理療法（牽引、電気、温熱、マッサージなど）、装具療法（コルセット）、運動療法、手術などがありますが、どの治療法も腰部脊柱管狭窄症を根治させることはできず、決定的な治療法がないのが現状です。これが、腰部脊柱管狭窄症が難治と言われる理由です。

原因が特定できない病気に対する医学的な手法として、**経験的治療**といって、治療をしながら効果のある治療法を見つけていく方法があります。わたしは腰部脊柱管狭窄症に経験的治療を用いて、ある方針に基づいた**運動療法が腰部脊柱管狭窄症の改善に有効である**という結論に至りました。

そのある方針とは、何も難しいことではなく、「痛み」です。

10年ほどかけて、痛みを道標（ナビゲーション）として適切な体操をする「痛みナビ体操」が完成し、整形外科医としては珍しい運動療法を専門とした治療をおこなってきました。

実際、整形外科に足を運ぶ人の78パーセントは運動療法による効果を期待されているものの、セラピストによる運動療法を受けられた人は、わずか10パーセントというデータが出ています（図6・7）。

薬物療法は症状を緩和する対症療法でしかないものの、整形外科では治療手段としてもっとも選択されています。一方、運動療法はまだまだ医療現場に広まっているとは言えません。

腰部脊柱管狭窄症を治すための運動療法は、当院の臨床データが蓄積していくにつれ、ある決まった体操だけで解決できるものではなく、また1回ですぐにはよくならず、しかも途中で適切な体操は変わることもわかってきました。**中にははじめは効果があった体操も途中から効果がなくなり、むしろ症状を悪化させることもあります。**

そこで最新のデータ・知見に基づき、腰部脊柱管狭窄症患者さんの病態に合った体操のガイドブックをつくろうと思い本書を執筆しました。経過に合わせて症状に応じた体操や姿勢を見つけることで、**1年以内に**

85パーセントの人が腰部脊柱管狭窄症の症状を改善しています。

体操をはじめて効果がないと思っても、すぐにあきらめてはいけません。色々な体操を試していくうちに改善の糸口は必ずあります。ですから治療を受けながら効果が見えず、根治をあきらめてしまっている人にこそ、読んでいただきたいと思っています。

腰部脊柱管狭窄症は複雑な病気で、たった1つの最適な方法を見出すことは難しく、治療には時間もかかります。どうしても手術が必要なケースもあります。本書では、腰部脊柱管狭窄症が運動療法でどこまで改善できるのかだけでなく、改善できない症例も紹介しました。

運動療法で狭くなった脊柱管は広がるわけではないのですが、手術なしでも症状が改善することは期待できます。腰部脊柱管狭窄症の理解を深めて、ご自身の症状に最適な体操を見つけてください。

目次

聞いてみました！　腰部脊柱管狭窄症の実態アンケート　2

はじめに　4

第1章
なぜ腰部脊柱管狭窄症は難治なのか？

さまざまな治療院を渡り歩く腰部脊柱管狭窄症患者　20

腰部脊柱管狭窄症は診断基準が決まっていない　23

病名で体操は決まらない　28

適切な運動療法は経過によって変わる　30

改善を評価する2つの指標　33

第2章

脊柱管の狭窄は原因が特定できない複雑な病態

脊柱管の狭窄は3つの要因から起こる　40
脊柱管が狭窄する要因その1　椎間板の変性　50
脊柱管が狭窄する要因その2　靭帯の肥厚　55
脊柱管が狭窄する要因その3　骨の変形　58
軟部組織なら運動療法で改善可能　66

第3章

痛みで診断すれば腰部脊柱管狭窄症は治せる！

まずは痛みの評価基準をもつこと　74
痛みの変化を知る3つの指標　84
コラム　なぜ痛みの範囲が変わるのか？　90
運動療法が適さない人　93

第4章

1年以内に85パーセントが改善した「痛みナビ体操」

痛みの型で適切な運動を診断 98
壁位なら狭窄部位に的確なアプローチができる 102
体操はまとめておこなっても効果は薄い 107
体操の強度調節 108
痛みナビ体操の全体図 113
体操前の注意点 114

後屈改善型の体操

基本体操

壁ドン反らし体操 116

壁もたれ反らし体操 118

応用体操

壁反らし軍手ボール体操 120

バリエーション体操

座り反らし体操 122

立ち反らし体操 123

腕立て反らし体操 124

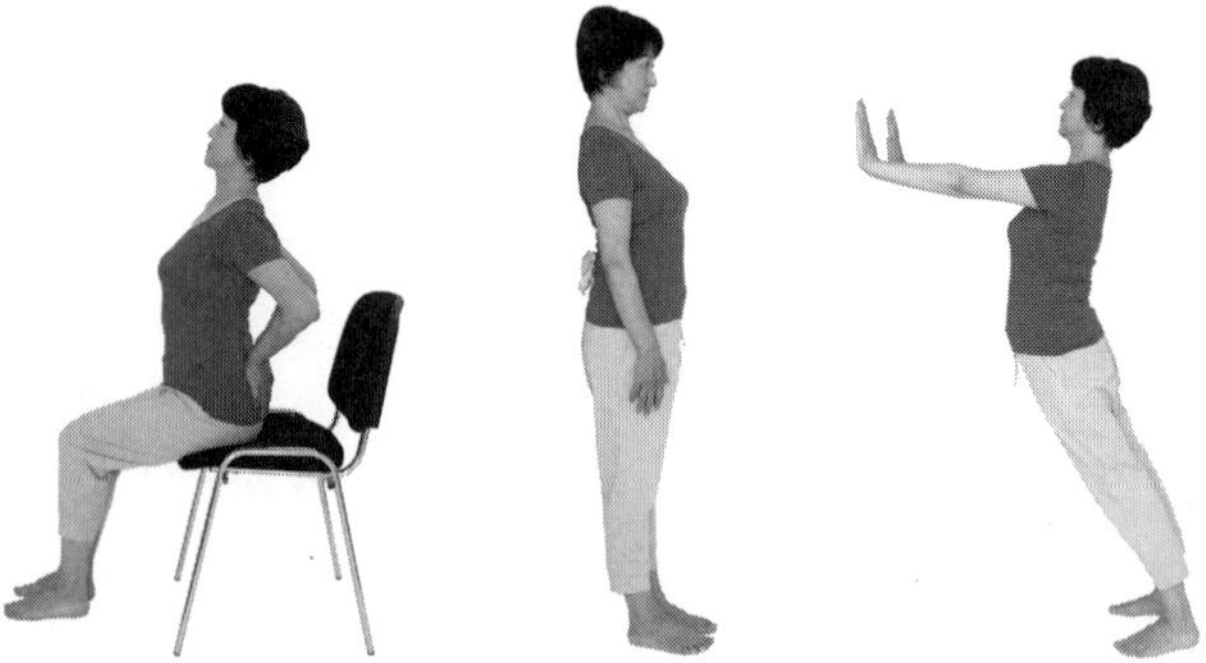

前屈改善型の体操

基本体操

壁ドンおじぎ体操　126

壁もたれおじぎ体操　128

応用体操

壁おじぎ軍手ボール体操　130

バリエーション体操

座りおじぎ体操　132

立ちおじぎ体操　133

ひざ抱え体操　134

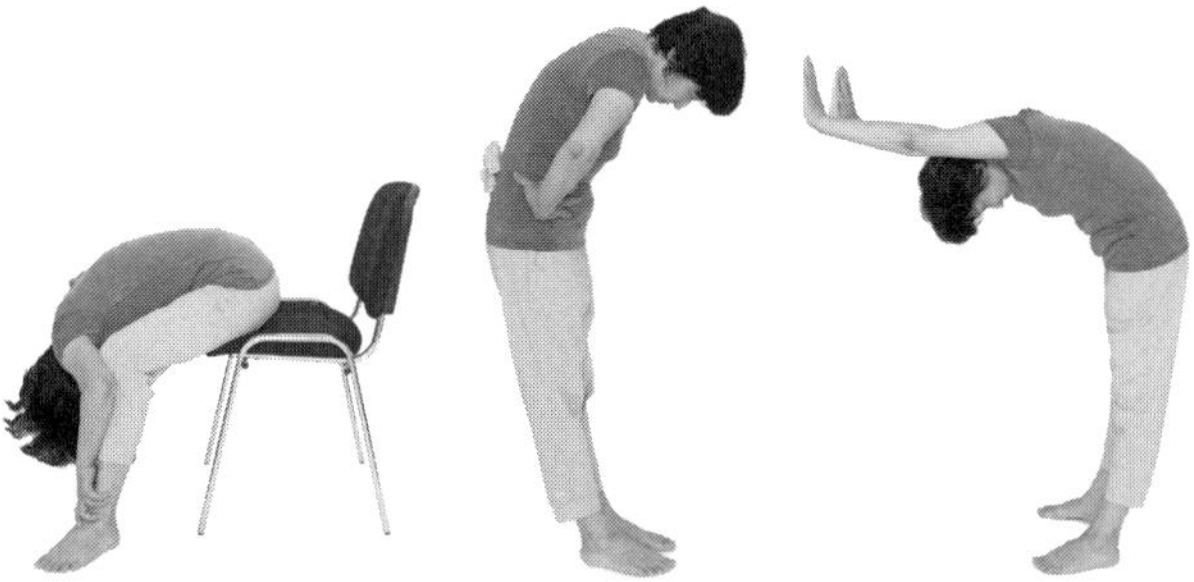

側方改善型の体操

基本体操

右お尻ずらし体操　136

左お尻ずらし体操　138

応用体操

右お尻ずらし軍手ボール体操　140

左お尻ずらし軍手ボール体操　142

痛みの評価　144

適切な体操は経過によって変わる　145

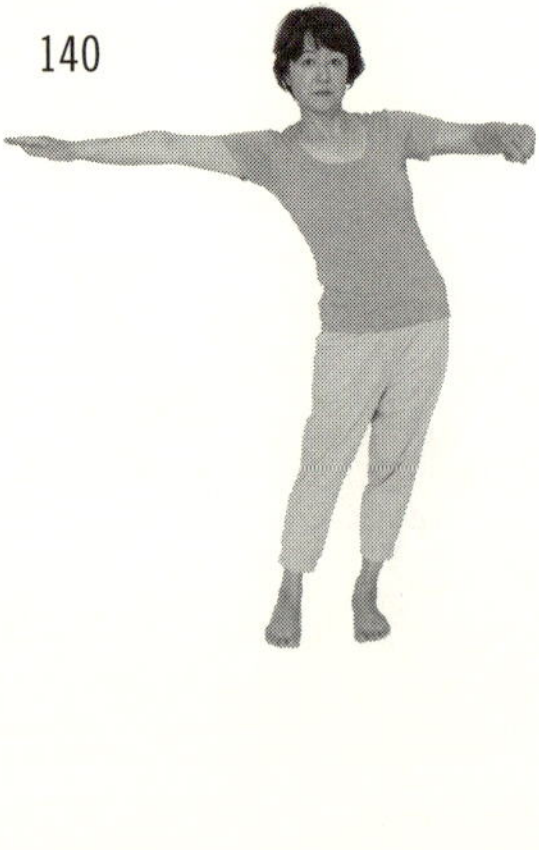

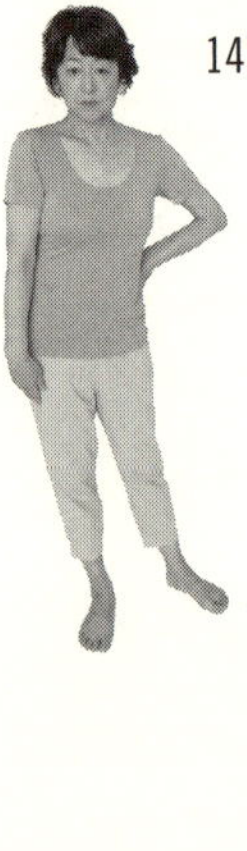

第５章

日々の生活を変えれば、一生安心の腰が手に入る

体操を真面目に続けても改善しない原因　152
プラスの要素を増やす日常の改善術その①　姿勢　154
プラスの要素を増やす日常の改善術その②　動作　159
プラスの要素を増やす日常の改善術その③　ながら改善術　163
適切な治療には日記をつけよう　172
腰部脊柱管狭窄症が治らないこともある！　176
治らないケース①　腰椎の変形が強い　178

治らないケース②　神経が強く圧迫されている　181
治らないケース③　マイナス要素を減らせない　184

付章1　どのように適切な体操を見つけるのか？　187

付章2　痛みナビ体操についてのQ&A　209

あとがき　215
参考文献　218

第１章

なぜ腰部脊柱管狭窄症は難治なのか？

さまざまな治療院を渡り歩く腰部脊柱管狭窄症患者

「はじめに」で説明したように、当院に来る腰部脊柱管狭窄症患者さんには、いくつかの整形外科を受診しながら、あまり満足していない人たちがたくさんいます。

さまざまな治療院を渡り歩く「腰部脊柱管狭窄症難民」になってしまった人たちは、どのように腰部脊柱管狭窄症と向き合っているのでしょうか？

当院の患者さんにアンケートを取ったところ、整形外科以外にも接骨院（整体）、鍼灸、あん摩・マッサージ、カイロプラクティックといった、民間療法に頼り、足を運んだことがある人は、76パーセントもいました（図８）。ところが、民間療法でも治療に満足していない人はおよそ60パーセント（図９）と、整形外科以外の治療でも満足していない人たちが半数以上おり、難民化している現状が浮き彫りになりました。

なぜ腰部脊柱管狭窄症はここまで難治なのでしょうか？

腰部脊柱管狭窄症は、後述するように背骨の変形により神経が圧迫されて痛みやしびれといった症状に悩まされる病気です。民間療法で筋肉が一時的にほぐれたとしても、それで神経の圧迫が取れて痛みやしびれがなくなるわけではないのです。

著者医院でのアンケート調査結果

図8 当院に来院されるまでに
整形外科以外の治療には何箇所行きましたか？

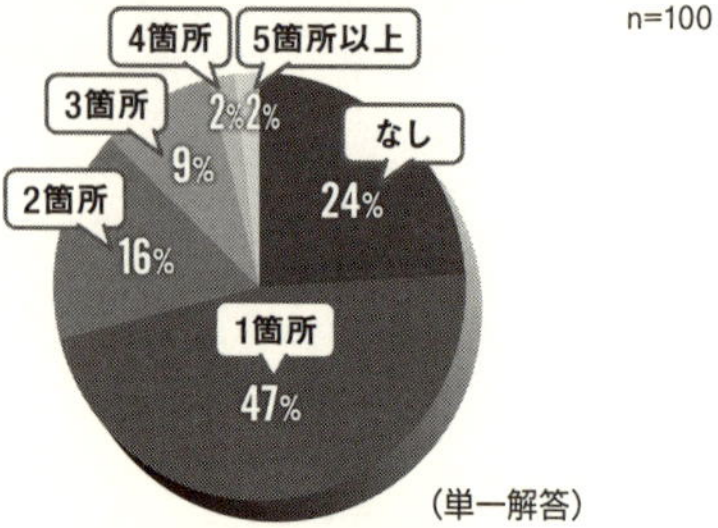

図9 その整形外科以外の治療には、満足しましたか？

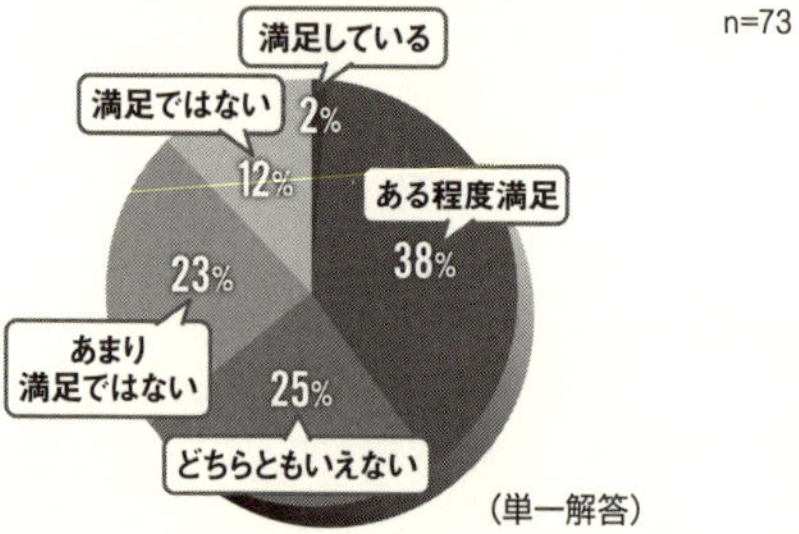

今までの整形外科以外の治療は、
どのようなところに行きましたか？

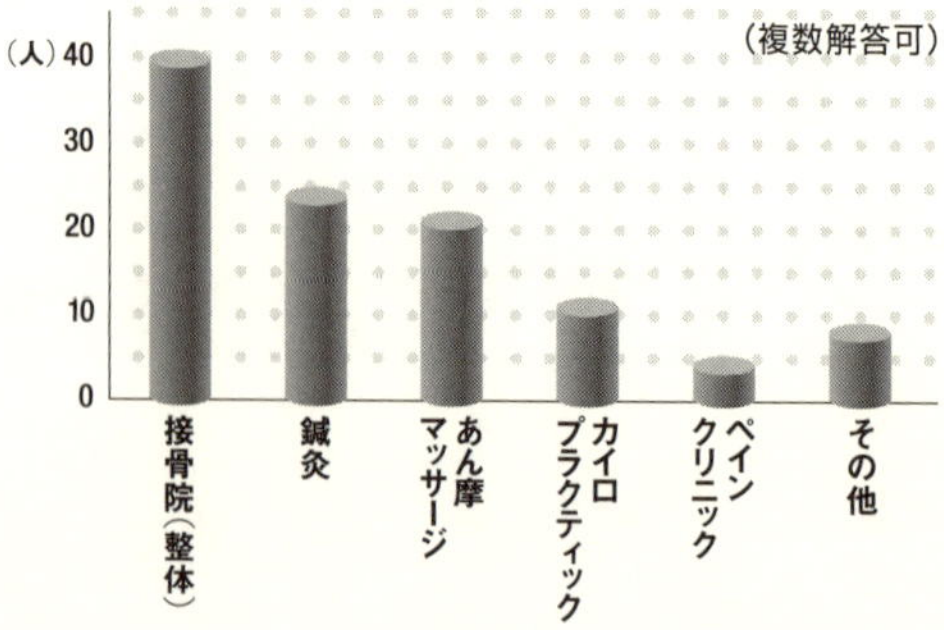

脊柱管狭窄症は診断基準が決まっていない

医療というものは、安全で患者さんへの負担が少なく、できるだけ効果が出る治療を施すことを、第一に考えます。そこで各疾患にはエビデンス（証拠）に基づいた、現時点で適切と考えられている予防・診断・治療法がガイドラインとして定められています。

腰部脊柱管狭窄症は、日本整形外科学会が２０１１年にガイドラインを作成し、その中に診断基準が掲載されました。

しかし、これはあくまでも**暫定的な案**とされています。診断基準を明確化できない理由は、脊柱管狭窄症の要因は複数あり、それらが複雑に絡み合って、多彩な症状を起こしているからです。これについては次章で詳しく説明します。

実際、4つの診断基準をすべて満たしていなくても、腰部脊柱管狭窄症と診断される人はたくさんいます。

腰部脊柱管狭窄症と診断されると「腰を反らしてはいけない」「腰を丸めた猫背の姿勢でいるように」といった日常生活の指導をされることが一般的です。

運動療法として「腰の前屈体操をするように」といった治療を勧められることもよくあります。

腰部脊柱管狭窄症の診断基準案

1. 臀部から下肢の疼痛やしびれを有する
2. 臀部から下肢の疼痛やしびれは立位や歩行の持続によって出現あるいは増悪し、前屈や座位保持で軽快する
3. 歩行で増悪する腰痛は単独であれば除外する
4. MRIなどの画像で脊柱管や椎間孔の変性狭窄状態が確認され、臨床所見を説明できる

以上の４項目をすべて満たすこと

腰部脊柱管狭窄症の診断基準案
「腰部脊柱管狭窄症診療ガイドライン2011」（日本整形外科学会）

その理由は、先の診断基準案に基づいて腰部脊柱管狭窄症を診断すると、適した体操は前屈体操が多くなるためです。

診断基準の2番目の項目の「疼痛やしびれは立位や歩行の持続によって出現あるいは増悪する」ということは、立位や歩行といった腰椎が伸

腰椎MRI像

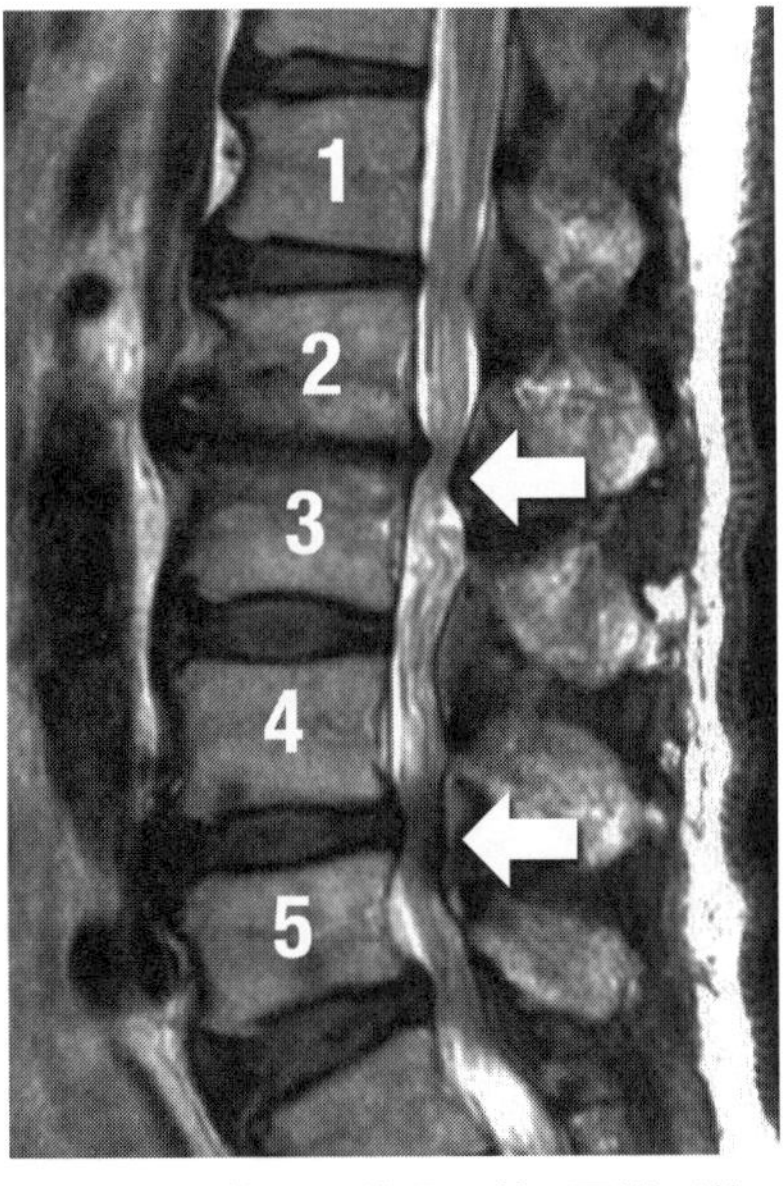

第2腰椎／第３腰椎間と第4腰椎／第5腰椎間で脊柱管の狭窄がみとめられる。

びた姿勢で症状が悪化するので、後屈体操で症状が悪化する可能性が高いのです。

図の脊柱管内に造影剤を注入して脊柱管の狭窄程度を検査する脊髄腔造影検査では、腰椎後屈によって脊柱管が狭窄する様子が確認されます。

脊髄腔造影検査

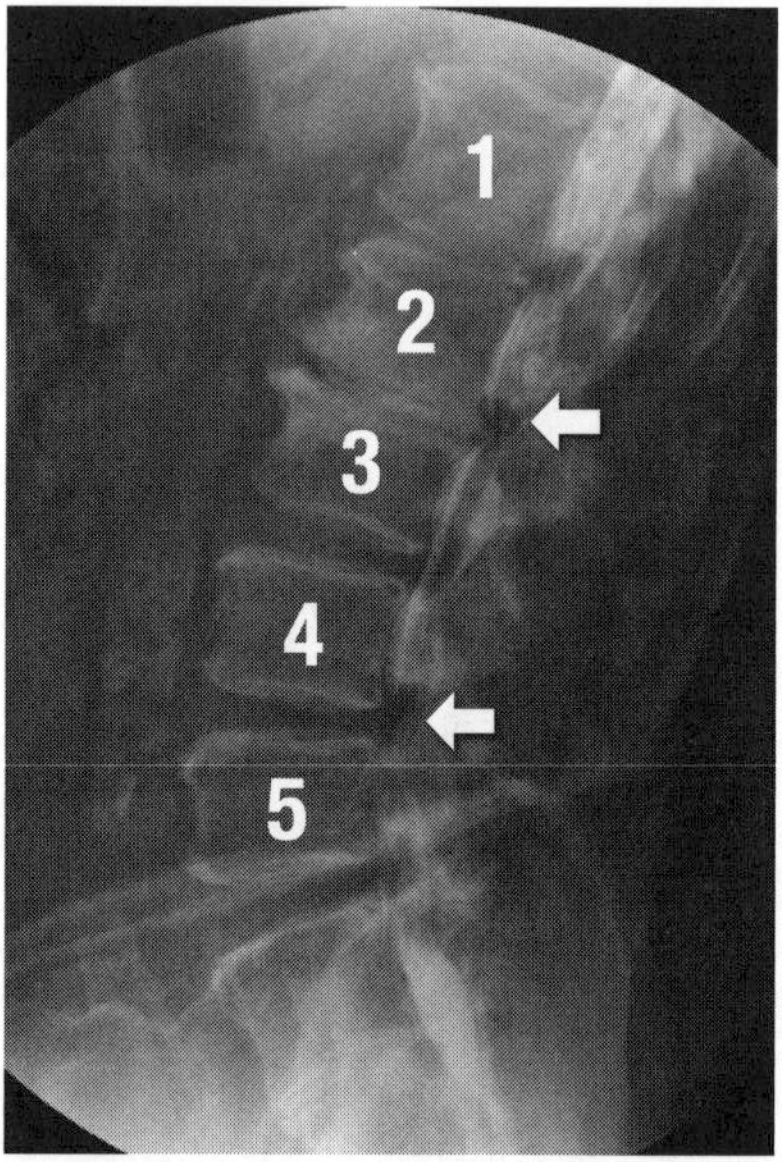

腰椎後屈により、第2腰椎／第3腰椎間と第4腰椎／第5腰椎間で造影剤が途絶し、脊柱管の狭窄が強まった。

また「疼痛やしびれは前屈や座位保持で軽快する」ということは、腰椎が曲がった状態で症状が改善するので、前屈体操で症状が改善する可能性が高いと考えられます。脊髄腔造影検査では、腰椎前屈によって脊柱管の狭窄が緩和される様子が確認されます。

脊髄腔造影検査

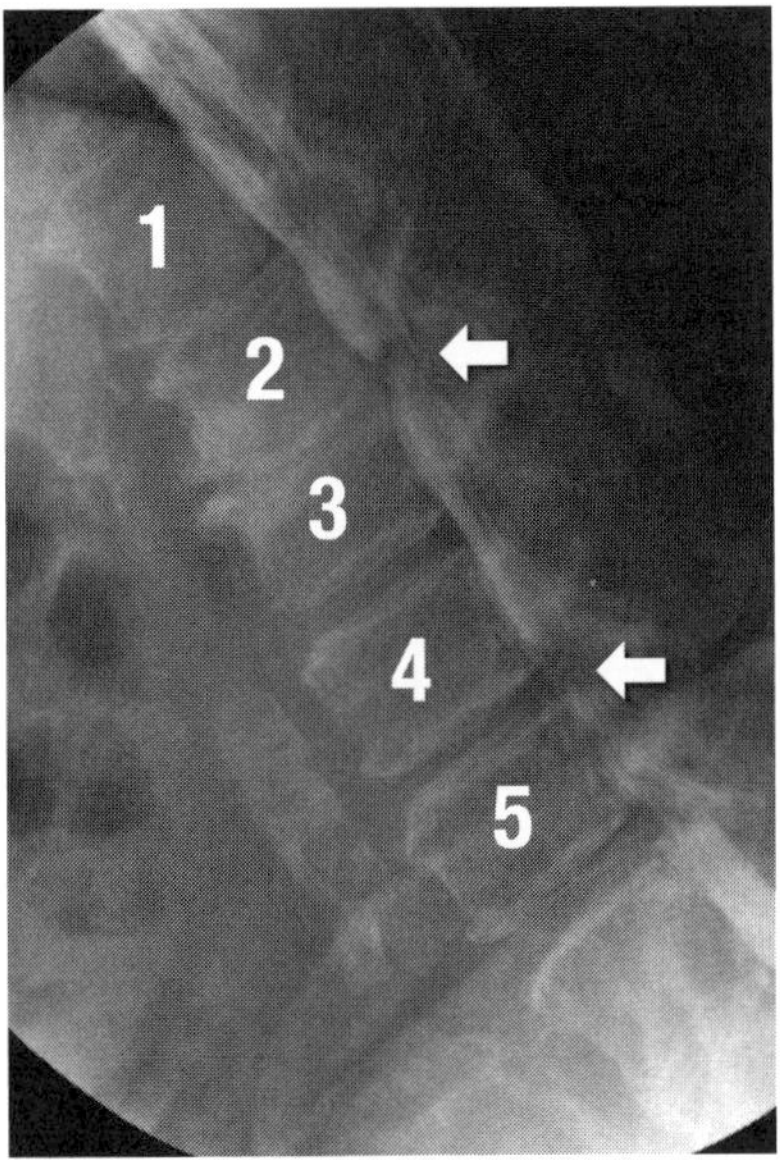

腰椎前屈により第2腰椎／第３腰椎間と第4腰椎／第5腰椎間でも造影剤が通過し、脊柱管の狭窄が緩和された。

しかし、これから説明するように、すべての脊柱管狭窄症が、前屈だけをすれば症状が改善するといった単純な病気ではないのです。

病名で体操は決まらない

以前は当院でも、診断基準案に沿って「立位や歩行で症状が悪くなり、前屈や座位で症状が改善する」という症状の変化を診断に用いていました。そのときは、前屈体操を指導し、改善する人がもっとも多く見られましたが、前屈によって改善する症状を診断に用いているので、ある意味当然のことだったのです。

しかし、日常の診療をしていると、ＭＲＩでは脊柱管が狭窄していて、

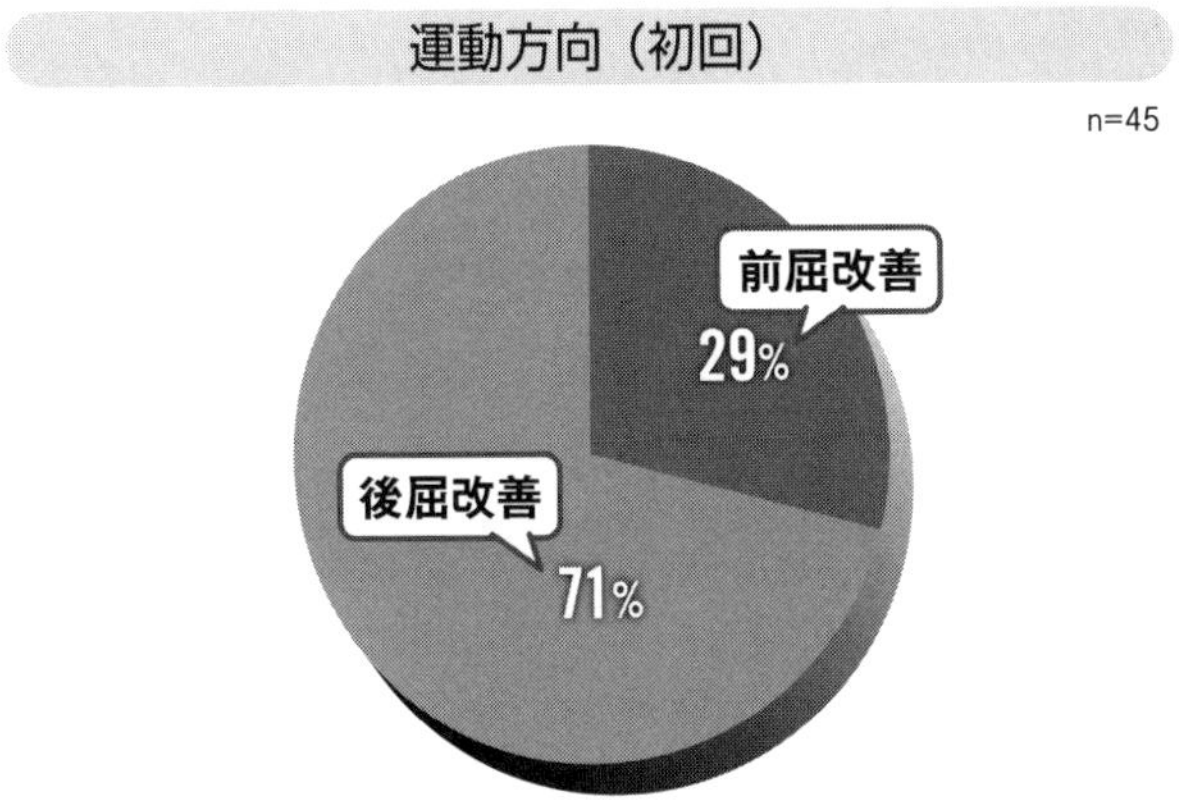

足に痛みとしびれがあり、腰部脊柱管狭窄症としか思えないのに、前屈で症状が改善しない人がたくさんいることに気づきました。そこで、診断基準の2番目の項目を除外して、腰部脊柱管狭窄症を診断してみました。

その結果は、驚くべきものでした。腰部脊柱管狭窄症の患者さんに適切な体操は、前屈体操が約3割、後屈体操が約7割と、なんと**後屈体操のほうが多かった**のです。

腰部脊柱管狭窄症はいままで信じられてきた前屈体操で症状が改善すると

は必ずしも言えないという結果が出たのです。

適切な運動療法は経過によって変わる

そこで腰部脊柱管狭窄症の患者さんに対しては、前屈、後屈、側方の3つの運動で痛みがどう変化するかを道標（ナビゲーション）に、適切な体操を見つけていく「痛みナビ体操」を考案しました。

一人ひとりに最適な運動療法を処方したところ、腰部脊柱管狭窄症の症状を緩和・解消できる人が続出しました。

「痛みナビ体操」の効果を各方面で発表していたものの、医療は日進月歩です。治療実績を重ねるにつれ、**適切な体操を見つけてずっとそれだ**

けを続けていても、腰部脊柱管狭窄症が改善するわけではないことがわかってきました。

その成果をまとめるために、今回ふたたび筆を取りました。当院のデータでは、３ヵ月以内に8パーセント、３ヵ月から6ヵ年以内に17パーセント、6ヵ月から1年以内に5パーセントの人で、体操方向の変更がありました。

前屈体操と後屈体操の割合も経過とともに変化することが明らかになり、初回は適切な体操が前屈体操の人は29パーセント、後屈体操は71パーセントだったものが、半年後には前屈体操35パーセント、後屈体操55パーセントになり、1年後には前屈体操45パーセント、後屈体操55パーセントとほぼ同じ割合に変化しています。

運動方向

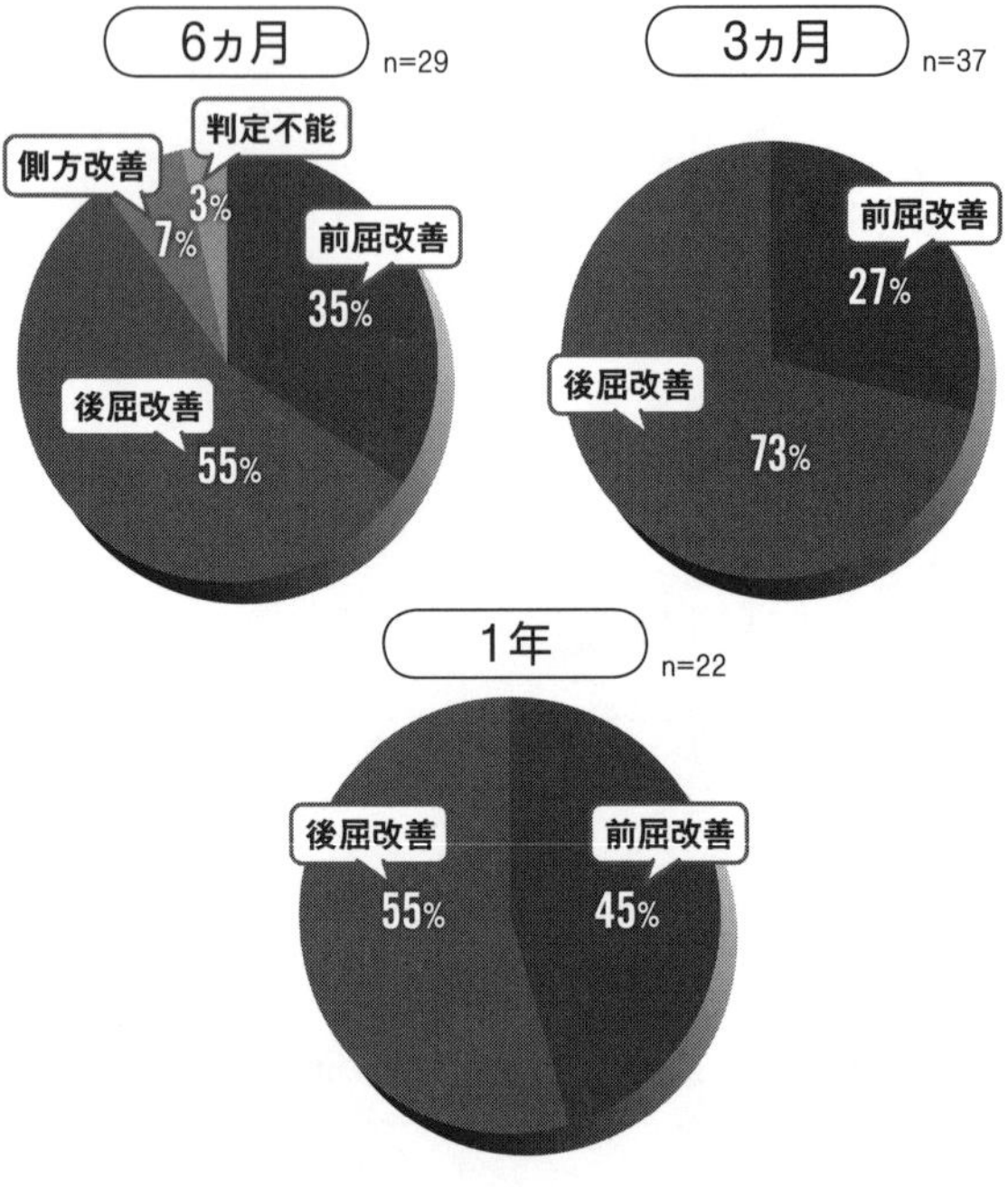
6ヵ月
n=29
判定不能
側方改善
3%
7%
前屈改善
35%
後屈改善
55%
3ヵ月
n=37
前屈改善
27%
後屈改善
73%
1年
n=22
後屈改善
55%
前屈改善
45%

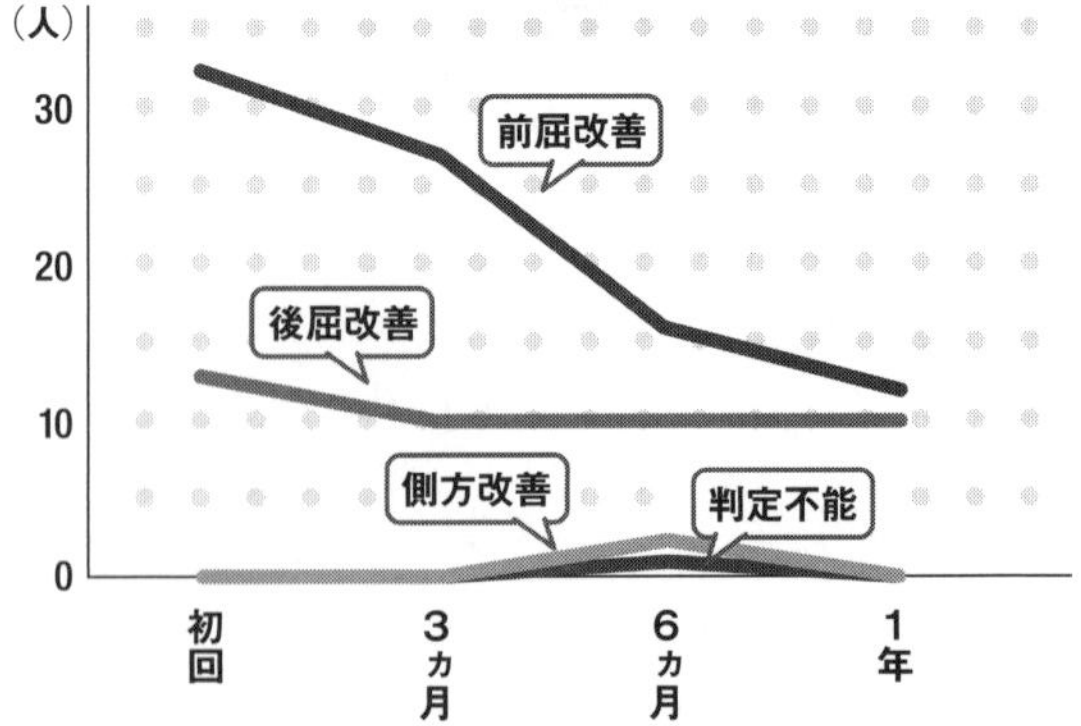
(人)
30
20
10
0
前屈改善
後屈改善
側方改善
判定不能
初回
3ヵ月
6ヵ月
1年

改善を評価する2つの指標

腰部脊柱管狭窄症の症状がどの程度改善したのかは、２つの指標で測定しています。

ひとつは「ＶＡＳスコア（Visual Analogue Scale）」と呼ばれる痛みの指標を用います。「０」を「痛みはない」状態、「１００」を「これ以上はないくらい痛い（これまで経験したなかでもっとも強い痛み）」状態として、患者さんが現在の痛みは１００ミリメートルの直線上のどの位置にあるかを示す方法です。数値が大きいほど痛みが強く、小さいほど痛みが少ないと思ってください。

35ページの図のとおり、初回のＶＡＳスコアの平均は56ミリメートルでした。3ヵ月後には44ミリメートル、6ヵ月後には33ミリメートル、1年後には23ミリメートルと痛みが軽減していることがわかります。

VASスコアが初診時に比べて10ミリメートル以上少なくなった場合を改善、10ミリメートル以上多くなった場合を悪化、改善と悪化の中間の場合を不変としたとき、3ヵ月後にVASスコアが改善した人が49パーセント、6ヵ月後は67パーセント、1年後はなんと83パーセントの人が改善効果を実感しています。

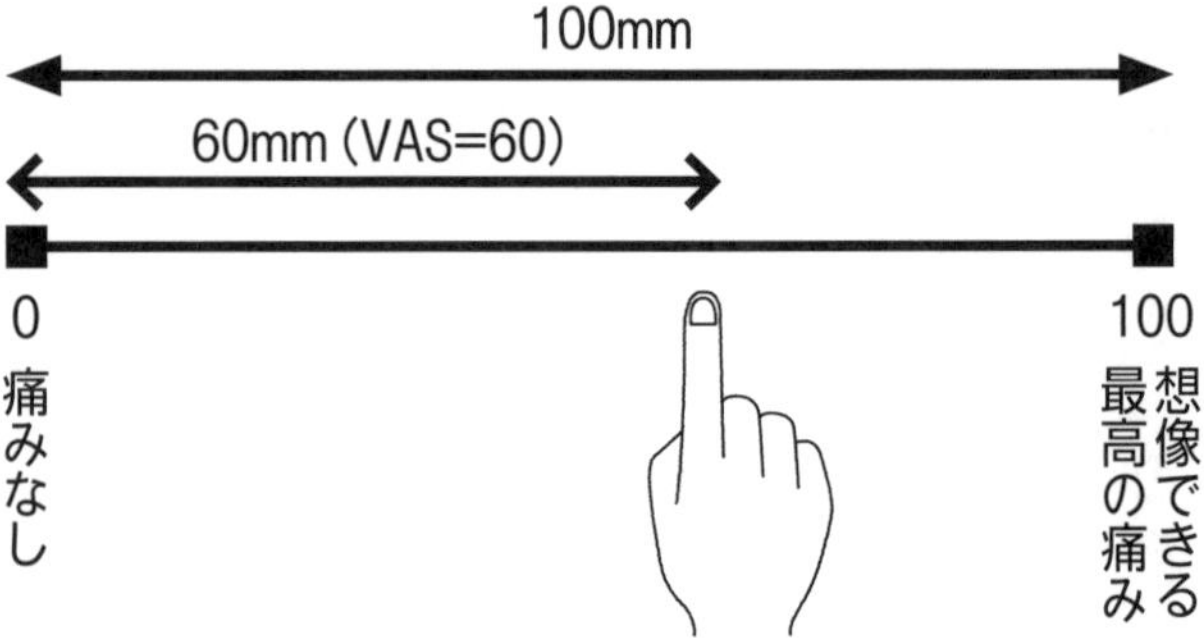

「改善度」:VAS

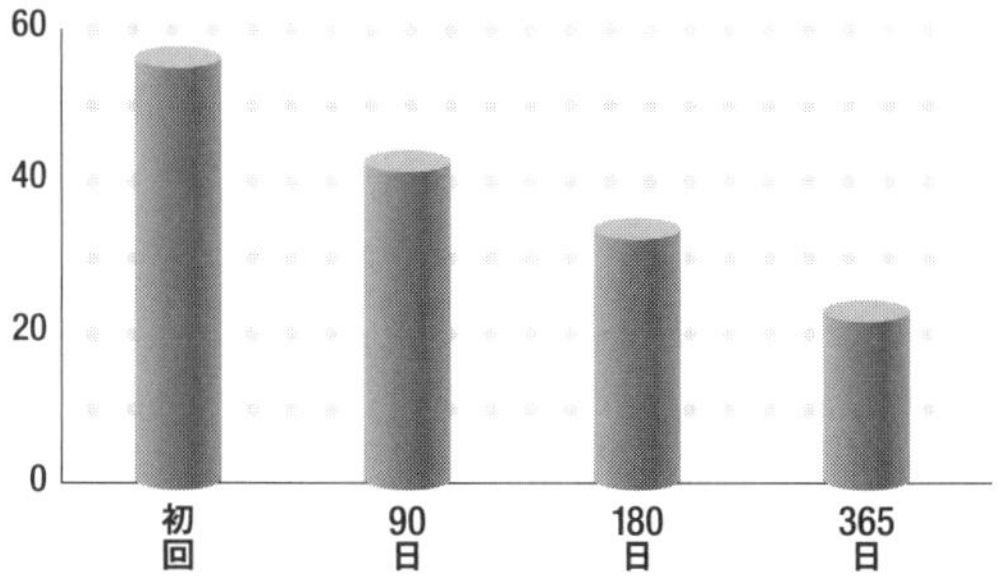
60
40
20
0
初回
90日
180日
365日

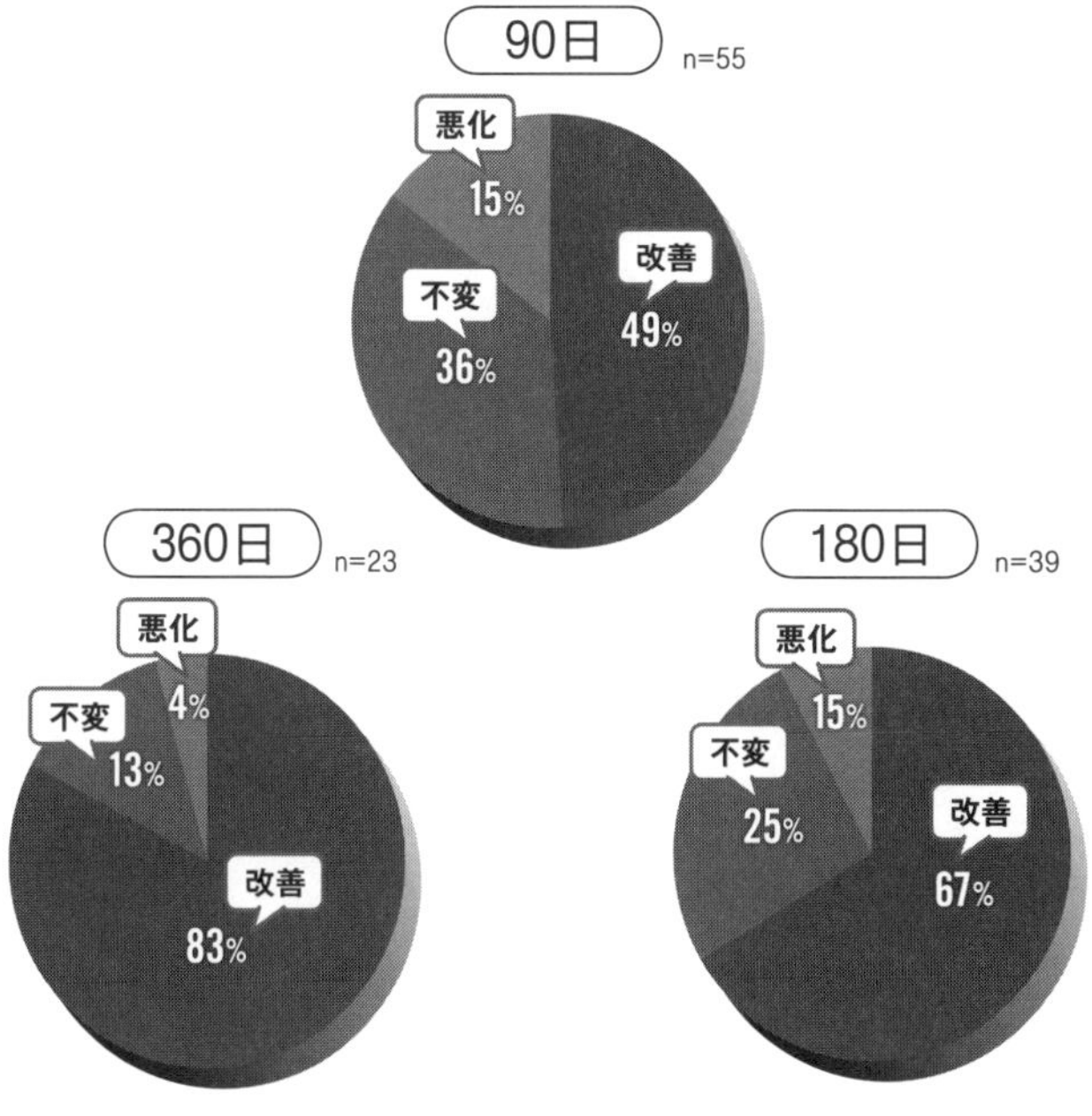
90日
n=55
悪化
15%
改善
49%
不変
36%
360日
n=23
悪化
4%
不変
13%
改善
83%
180日
n=39
悪化
15%
不変
25%
改善
67%

もうひとつの指標は、「ローランドモリス質問紙（ＲＤＱ：Roland-Morris Disability Questionnaire)」です。

日常の生活行動が腰痛のために障害されるか否かを尋ねる24項目に「はい」か「いいえ」で回答し、「はい」と回答した項目の数を加算して得点（ポイント）を算出する評価法です。数値が小さいほど腰痛による日常生活への支障は少ないと測定されます。

初回のＲＤＱの平均は７・３でしたが、３ヵ月後には４・６、６ヵ月後には３・５、１年後には１・６と日常生活の障害が大幅に軽くなっていました。

ＲＤＱが初診時に比べて2ポイント以上少なくなった場合を改善、２ポイント以上多くなった場合を悪化、改善と悪化の中間の場合を不変と

「改善度」：RDQ

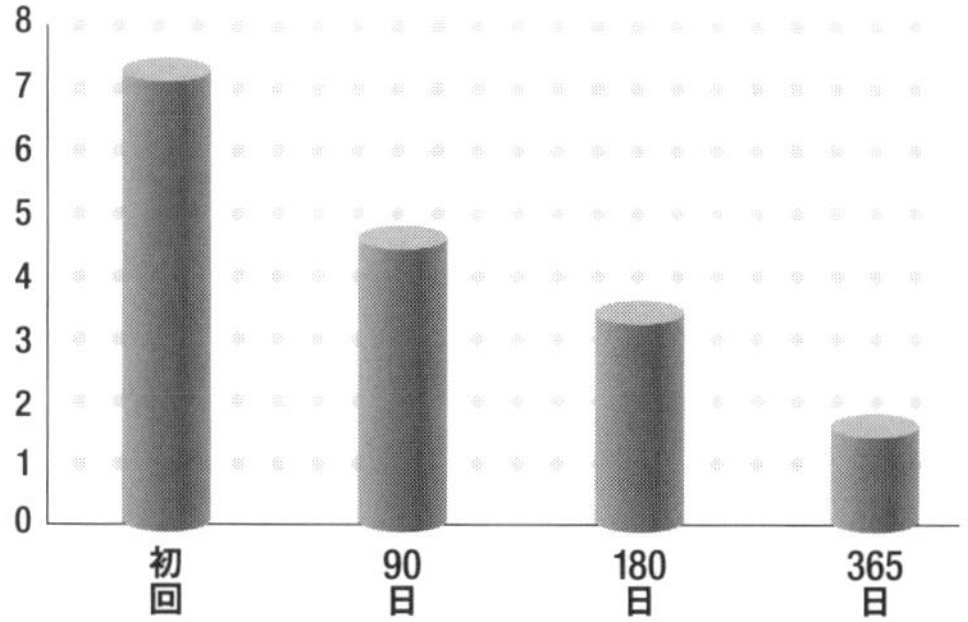
8
7
6
5
4
3
2
1
0
初回
90日
180日
365日

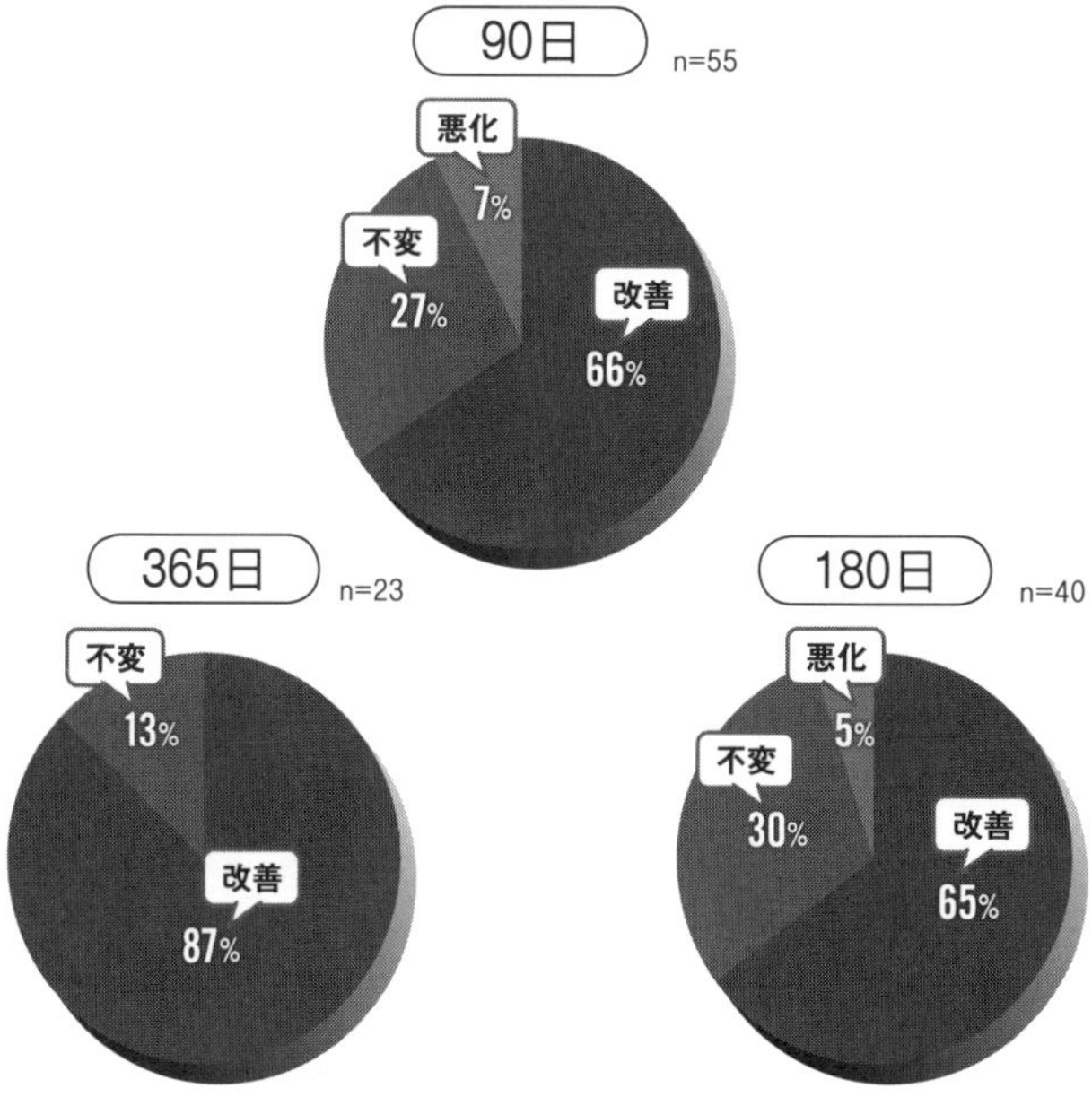
90日
n=55
悪化
7%
不変
27%
改善
66%
365日
n=23
不変
13%
改善
87%
180日
n=40
悪化
5%
不変
30%
改善
65%

したとき、3ヵ月後にＲＤＱが改善した人が66パーセント、6ヵ月後は
さらに65パーセント、1年後は87パーセントでした。

第２章

脊柱管の狭窄は
原因が特定できない
複雑な病態

脊柱管の狭窄は3つの要因から起こる

腰部脊柱管狭窄症は、複雑な病態であること、それによって腰部脊柱管狭窄症難民が生まれてしまうことがわかったと思います。しかし、前述のとおり適切な体操をすれば改善されるという結果も出ています。

その具体的な体操を紹介する前に、**どうして腰部脊柱管狭窄症は起こってしまうのか、なぜ難治なのか**を説明します。病気を理解すれば、どのような治療が有効なのかも見えてくるからです。

腰部脊柱管狭窄症とは、文字どおり腰椎の脊柱管という神経が通る管が狭くなって（狭窄して）、神経を圧迫している病態です。神経が圧迫を受けると、足腰の痛みやしびれが生じます。圧迫がひどくなると麻痺になることもあります。

脊柱管の狭窄が原因であれば、狭くなった脊柱管を物理的に広げればいいかというと、それほど簡単に解決できるものではありません。

ある研究によると、手術によって脊柱管を広げてもしびれが残る人は78・2パーセントにおよび、その人たちの手術に対する満足度は低いことが明らかになりました。

別の研究では、手術後に間欠性跛行など、歩くときに症状が残る人は31パーセントだったのに対し、足のしびれといった安静時の症状は57パーセントの人で残っていたという結果を報告しています。

このように脊柱管が狭いからといっても、**手術をして神経の圧迫を取り除けば、症状が解決するといった単純な話ではない**のです。

そもそも腰部脊柱管狭窄症が発症する原因はいまだによくわかっておらず、MRI画像では軽い脊柱管狭窄でも、強い痛みを患者さんが訴えることもあれば、MRI画像で高度の脊柱管狭窄が認められても痛みやしびれが軽い人もいて、画像所見と症状とが必ずしも一致しない場合も多いのです。

脊柱管の狭窄を引き起こしている要因は大きく3つに分けられ、それらが絡み合っているので、症状も病態も非常に複雑です。

これから要因を一つひとつ説明していきます。ただ、その話を進める前に、基本的な背骨の構造を押さえておきましょう。

人間の背骨は、椎骨と呼ばれる骨が、縦に積み重なってできており、首の部分は頸椎と呼ばれる7個の椎骨で、背中の部分は胸椎と呼ばれる

12個の椎骨からなっています。腰も同様に、腰椎と呼ばれる5個の椎骨が積み重なっており、この腰椎の下には仙骨という骨があります。

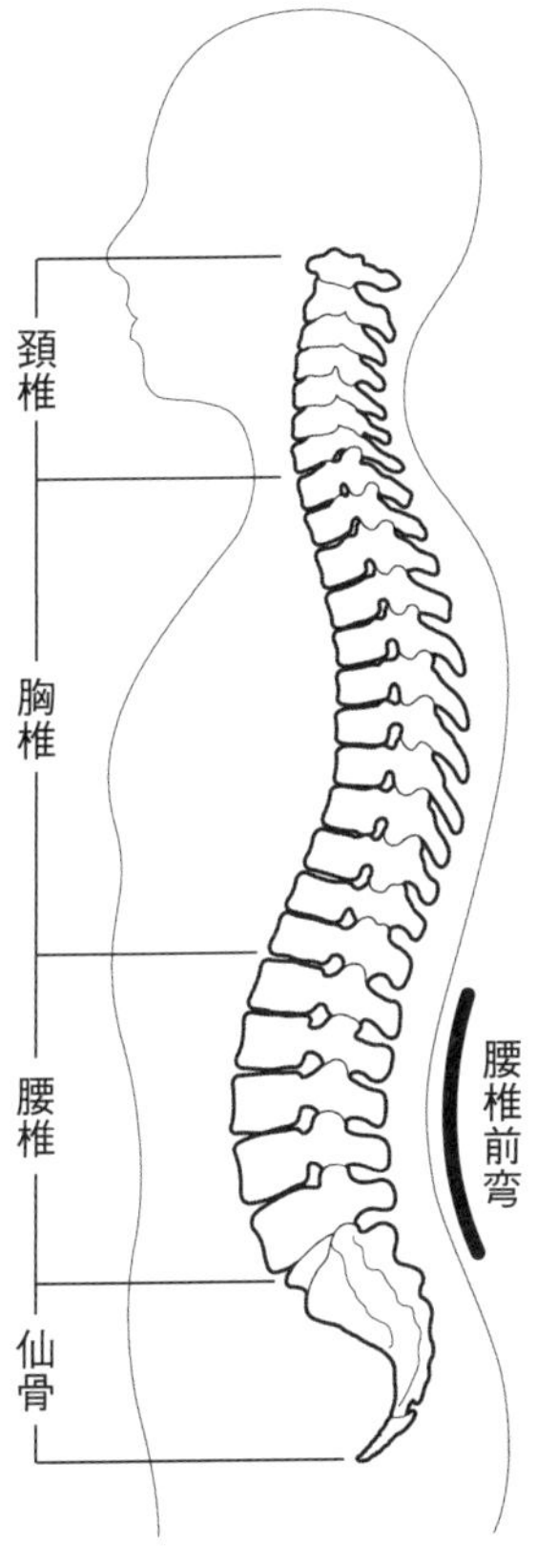

背骨は横から見ると、全体でS字状のカーブを描いており、腰椎は通常、前側に凸のカーブになっている。

背骨を構成する椎骨は、前部には椎体、後部には**椎弓**と呼ばれるリング状の骨があり、**脊柱管**と呼ばれる神経が通るトンネル構造になっています。

椎弓と椎弓の間には椎間関節という関節があり、これが背骨の動きに関係しています。

脊柱管の中には、脳から続く脊髄という神経とその末端部の**馬尾**という神経が通っています。脊柱管を通った神経は背骨から左右に枝分かれして腰や足の筋肉・関節などに神経がつながっていくことで足を動かすことができたり、あるいは痛みを感じたりするのです。

椎骨から枝分かれする神経の根元部分は神経根、神経根の出口は**椎間孔**と呼ばれます。

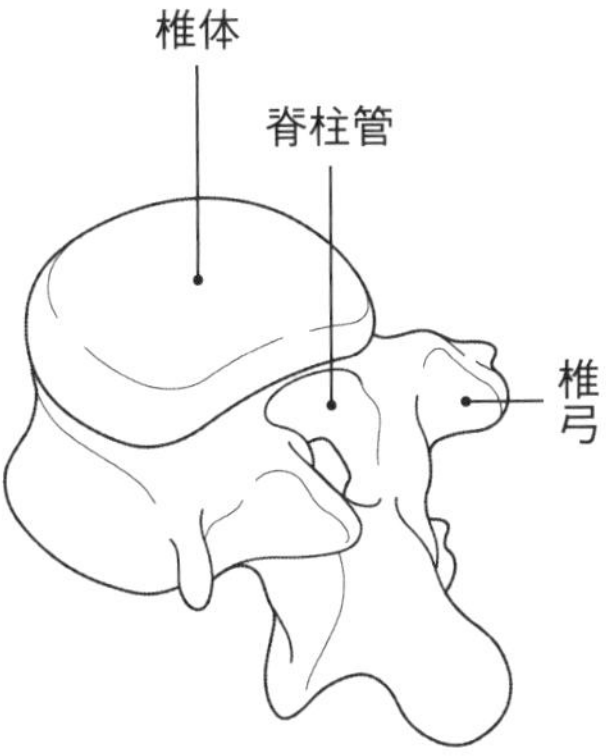

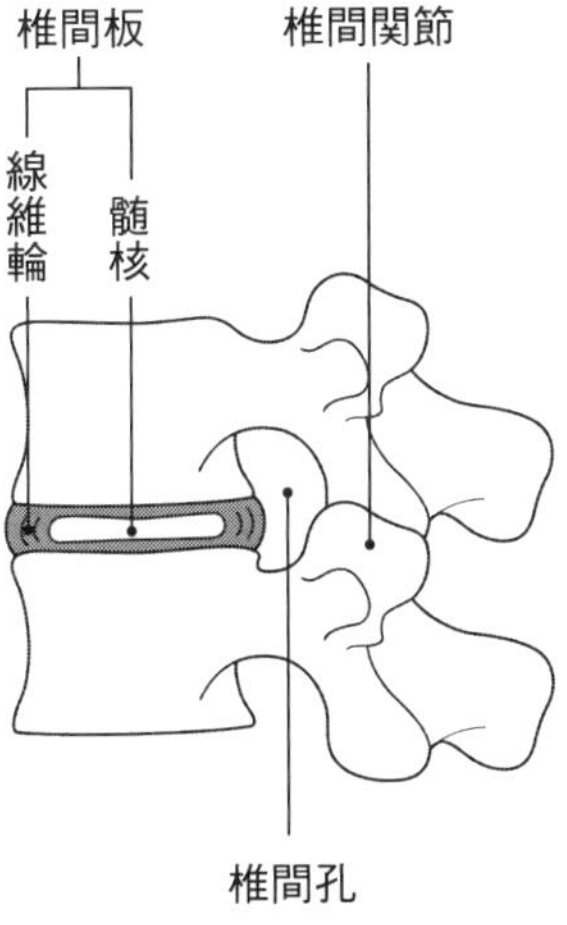

椎骨と椎骨の間には、**椎間板**と呼ばれる軟骨が、クッションとして背骨全体の動きを出す関節のような働きをしています。

椎間板の中には、**髄核**というゼラチン状の物質があり、周囲は**線維輪**という線維組織で囲まれています。髄核は腰椎の動きに伴って線維輪の中で移動し、椎間板を変形させておじぎや反らしの動きをおこなっているのです。

椎間板の動き方

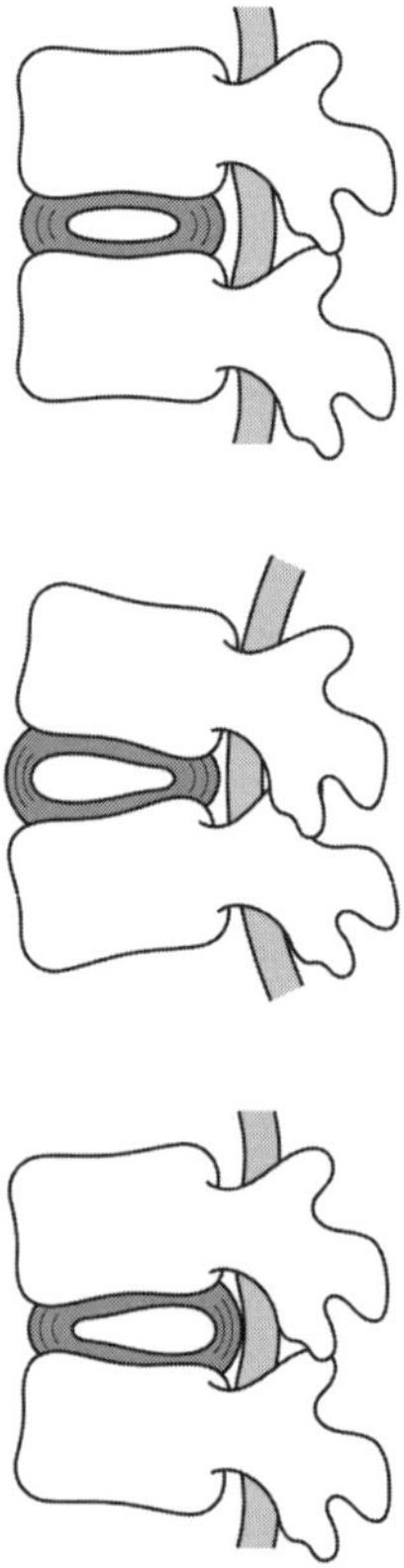

椎体と椎間板の断面図。後屈すると髄核が椎間板の中で前方に移動する。前屈すると髄核が椎間板の中で後方に移動する。

悪い姿勢や腰に負担のかかる動作によって椎間板がゆがむと、髄核がずれて線維輪に亀裂が入り、これが痛みの原因となります。

また椎間板の栄養は、周囲組織からの組織液の拡散に頼っているため、栄養が届きにくい組織になっており、**一度組織が傷むとなかなか治りにくい**という特徴があります。

これが背骨の構造です。

腰椎レントゲン側画像

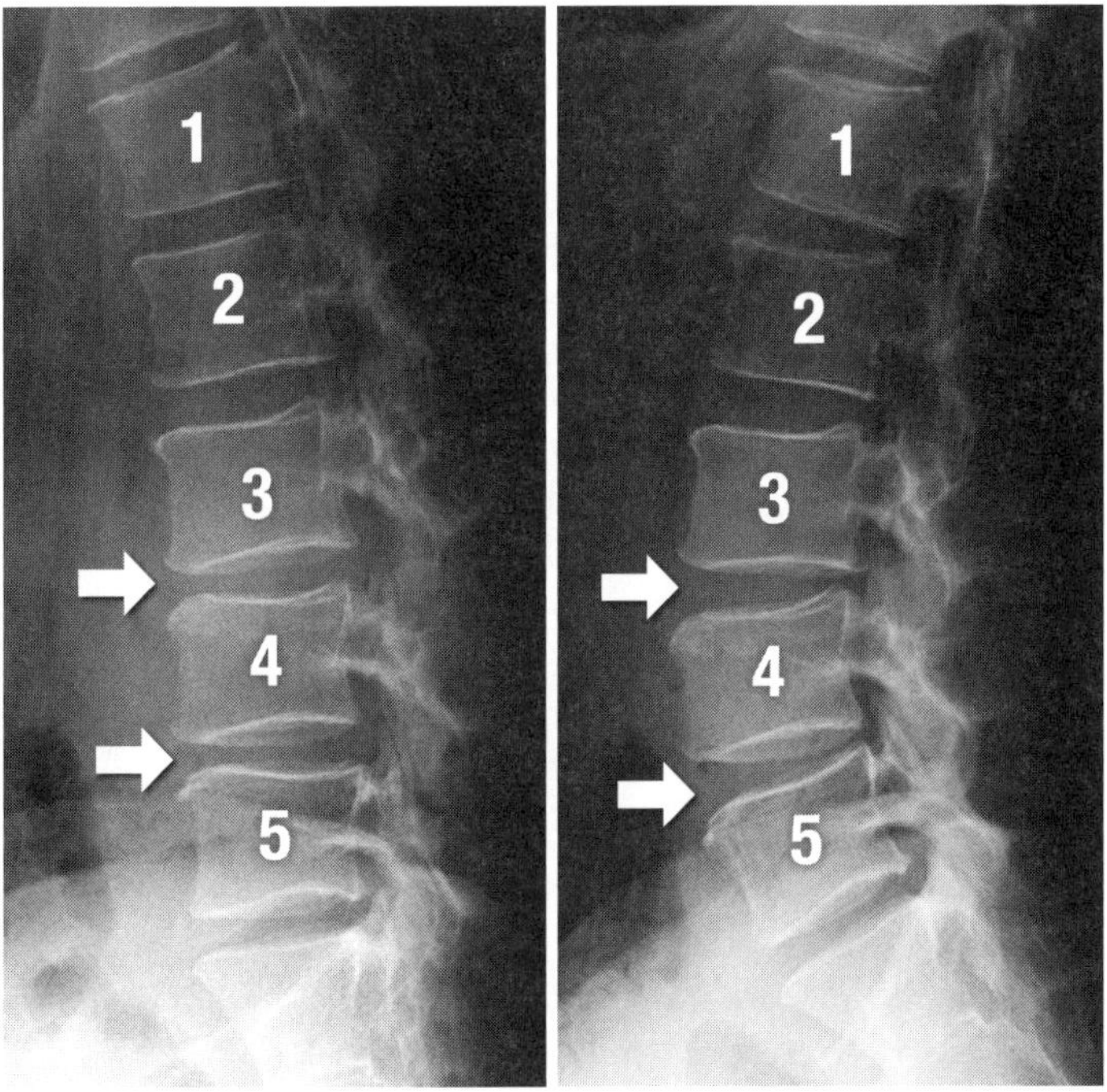

腰椎前屈運動で椎間板の
前方が閉じている

腰椎後屈運動で椎間板の
前方が開いている

次に一般的な腰部脊柱管狭窄症の分類を紹介します。腰部脊柱管狭窄症は、**馬尾型**と**神経根型**および**混合型**の3つに分かれます。

馬尾型は脊柱管が狭くなった状態で、下肢の運動麻痺、尿閉や尿・便失禁、性機能障害などの馬尾症候群という症状があれば、手術の適応となることがあります。

神経根型は椎間孔が狭くなった状態で、神経根症と言われる坐骨神経痛や下肢のしびれを引き起こします。しかし、すぐに手術を考える必要はなく、まずは手術以外の治療（保存療法）をおこないます。保存療法でも症状が改善しないときに、手術を考慮します。

脊柱管と椎間孔の両方が狭くなると混合型と呼ばれ、馬尾症状と神経根症が合わさった症状を呈します。神経根症だけであれば保存療法で治療できますが、馬尾症候群の症状があれば、手術の適応となります。

ただし、この分類は一般的なもので、痛みナビ体操では使いません。

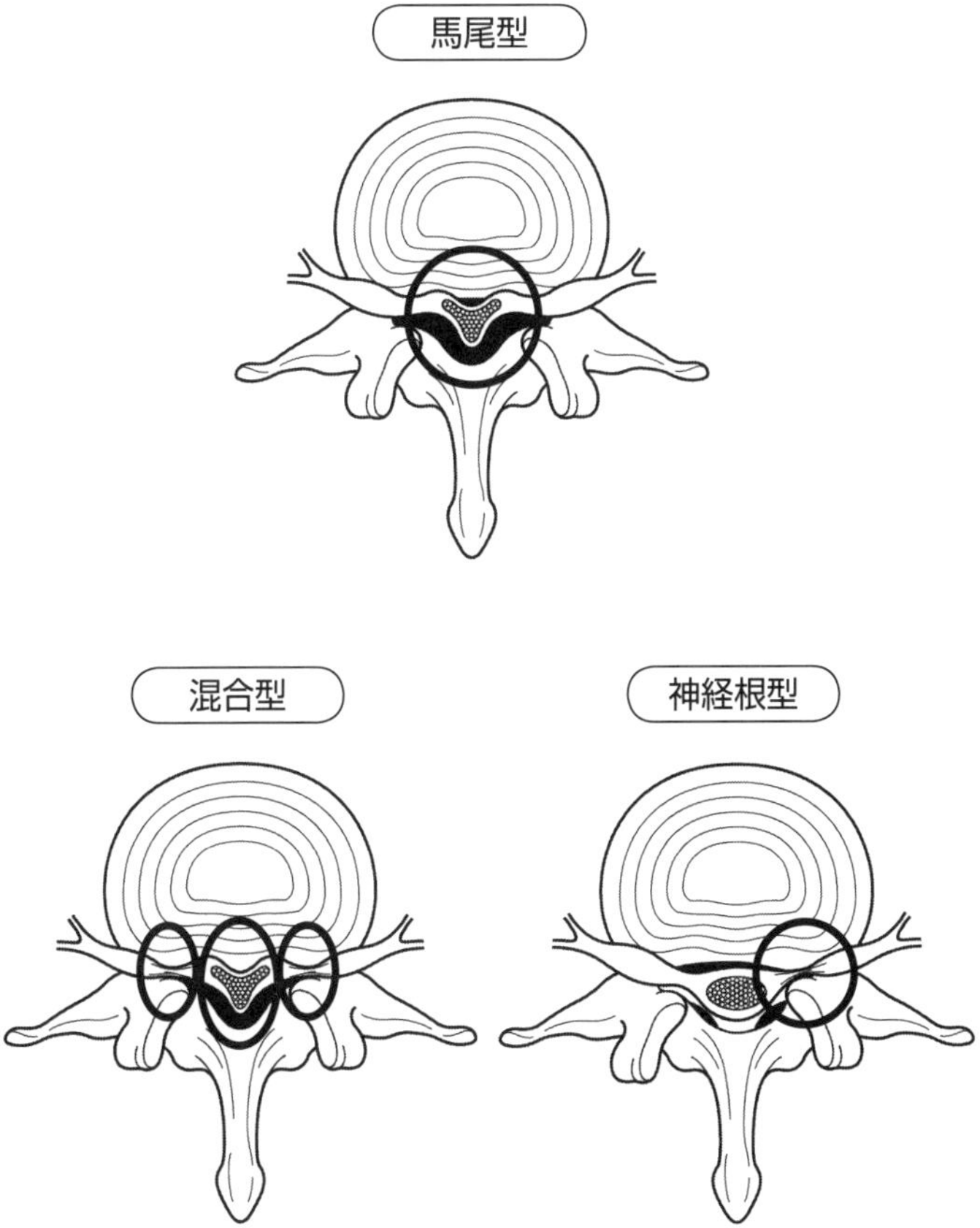
馬尾型
混合型
神経根型

この腰部脊柱管狭窄症は、次に述べる3つの要因によって起こります。ただし、前述のとおり、複数の要因が同時に重なり合って起こることもあり、腰部脊柱管狭窄症の要因を特定のものに絞りきることは困難です。それを踏まえて、これから述べる各要因を理解してください。

脊柱管が狭窄する要因その1　椎間板の変性

背骨を構成する椎骨と椎骨をつなぐ軟骨組織である椎間板は、長年の腰に負担のかかる姿勢や動作を続けると、椎間板の外側の線維輪が傷んで亀裂が入ることがあります。線維輪は随核を保護する役目もあり、線維輪に亀裂が入ると、髄核が生理的範囲を超えてずれて**腰椎椎間板ヘルニア**となることがあります。

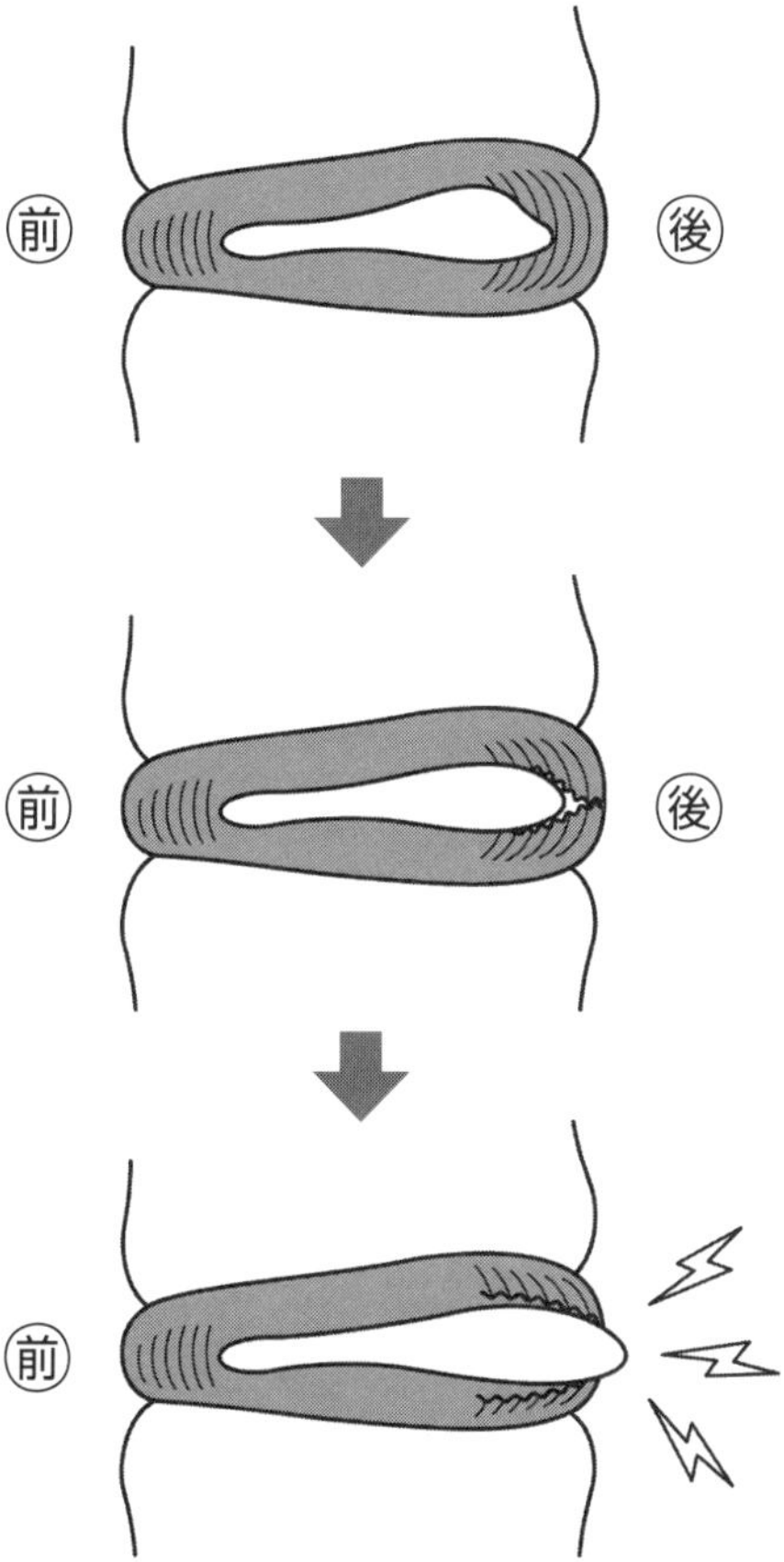

腰の負担になる姿勢をしていると髄核がずれて線維輪を傷つける。
髄核が線維輪を突き破ると腰椎椎間板ヘルニアになる。

椎間板が後方に膨らむと脊柱管と椎間孔が狭くなり、この場合は、腰椎椎間板ヘルニアを伴った腰部脊柱管狭窄症と表現することもできます（腰椎椎間板ヘルニアと腰部脊柱管狭窄症を厳密に区別することは、臨床的にはあまり意味がありません）。

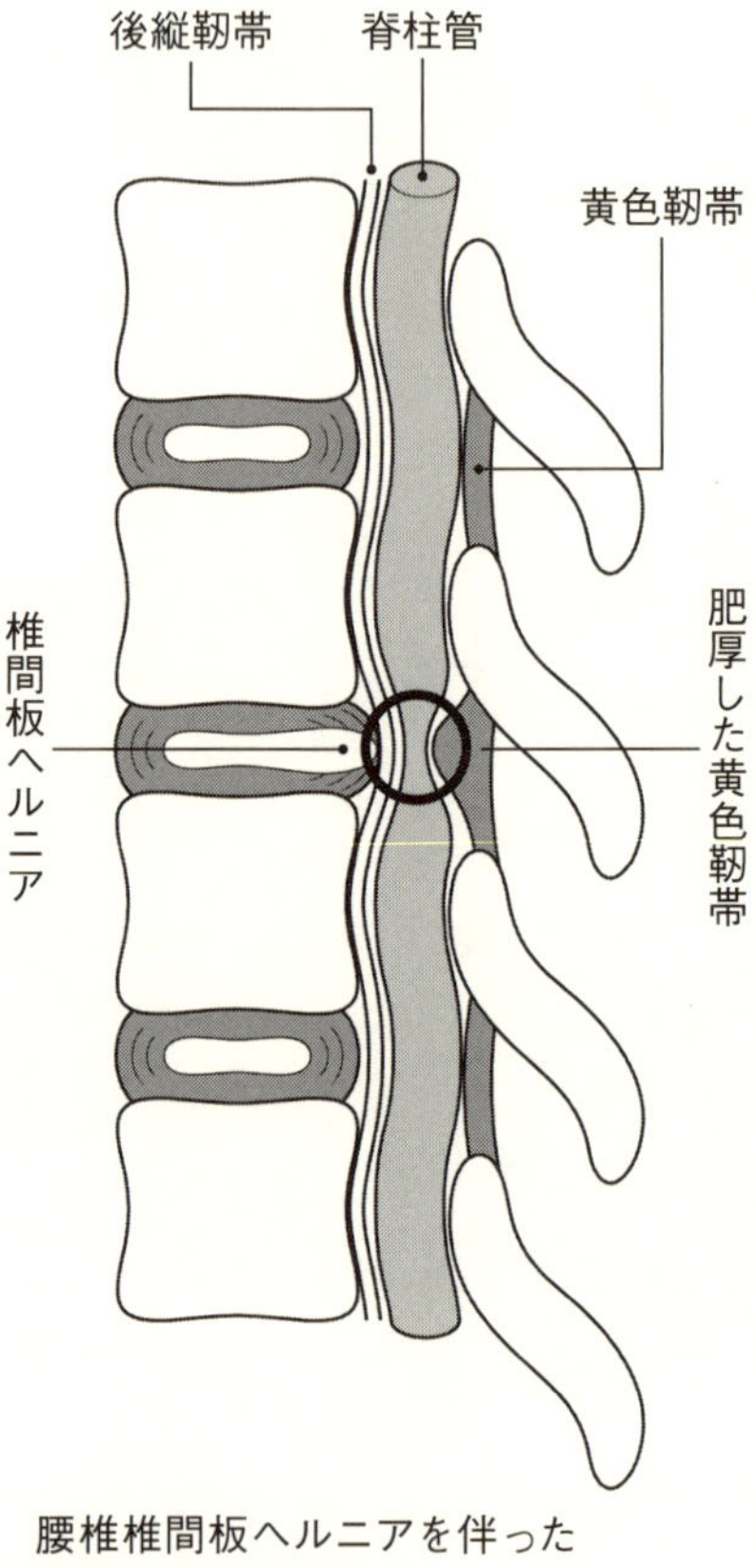

腰椎椎間板ヘルニアを伴った
腰部脊柱管狭窄症。

また、椎間板が傷むと水分を保持する髄核が少なくなって、変性といって椎間板自体が潰れて椎間板の高さがなくなります。椎間板が**変性**すると椎間孔が狭くなり、**神経根が圧迫される**のです。

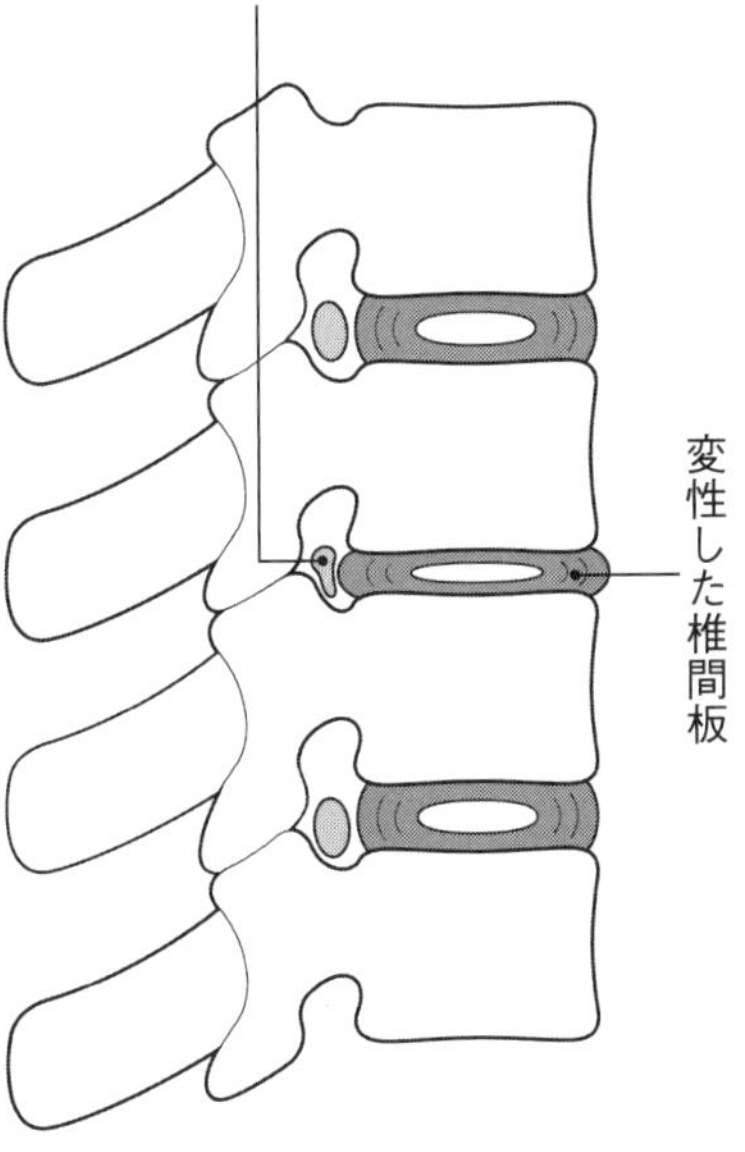

椎間板が潰れたことによる
椎間孔狭窄。

イメージとしては、新品の自動車タイヤ（椎間板）はみずみずしくて弾力性があるのですが、古くなるとゴムが傷んで固くなり、潰れてしまうような状態です。

脊柱管狭窄症の方の椎間板は、ほとんどが強い変性を起こしていて、古いタイヤのように潰れて歪んでいるのです。そして椎間板が潰れたり歪んだりしているために、神経を圧迫しているのです。

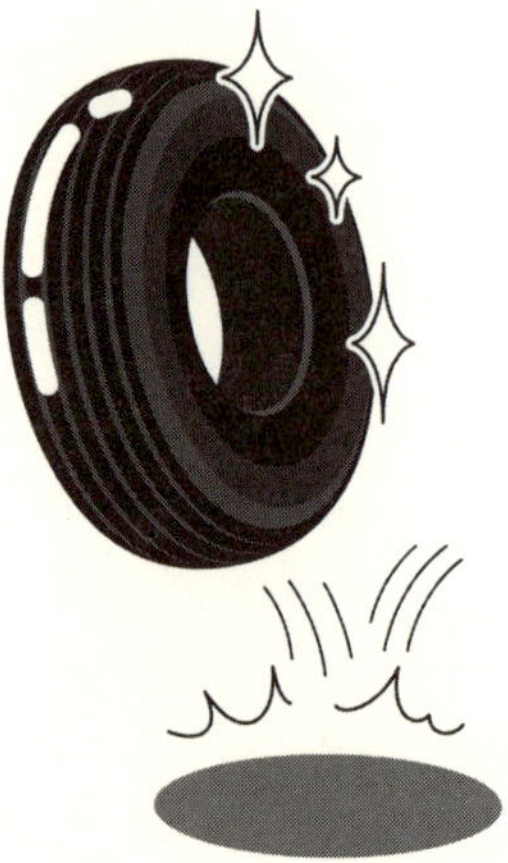

新品のタイヤ。みずみずしく弾力性がある。

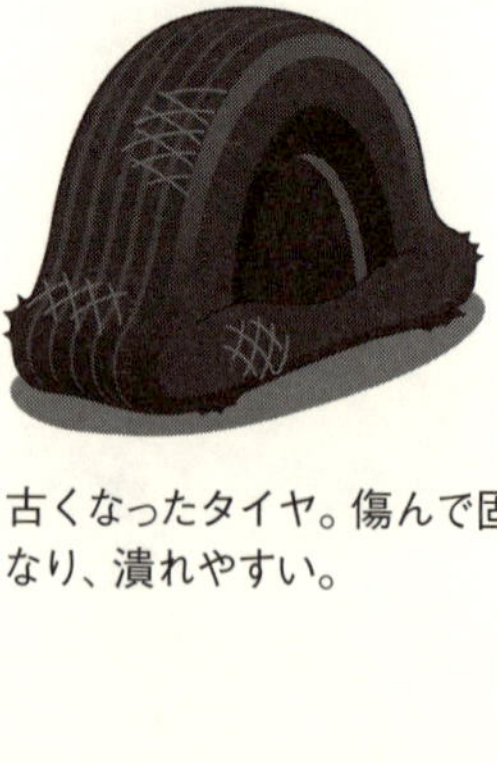

古くなったタイヤ。傷んで固くなり、潰れやすい。

脊柱管が狭窄する要因その２　靭帯の肥厚

靭帯とは骨と骨をつなぐ丈夫な線維組織のことです。いくつもの椎体が重なった構造をしている背骨をつなぎとめるために、背骨には靭帯が走っています。そのうち、脊柱管内にある靭帯は２つあり、脊柱管の前方には**後縦靭帯**、脊柱管の後方には**黄色靭帯**があります。

腰部脊柱管狭窄症のおもな要因となる靭帯は黄色靭帯で、黄色靭帯がたわんで分厚く（肥厚）なると、脊柱管が狭くなって神経が圧迫されることになります。

後縦靭帯と黄色靭帯

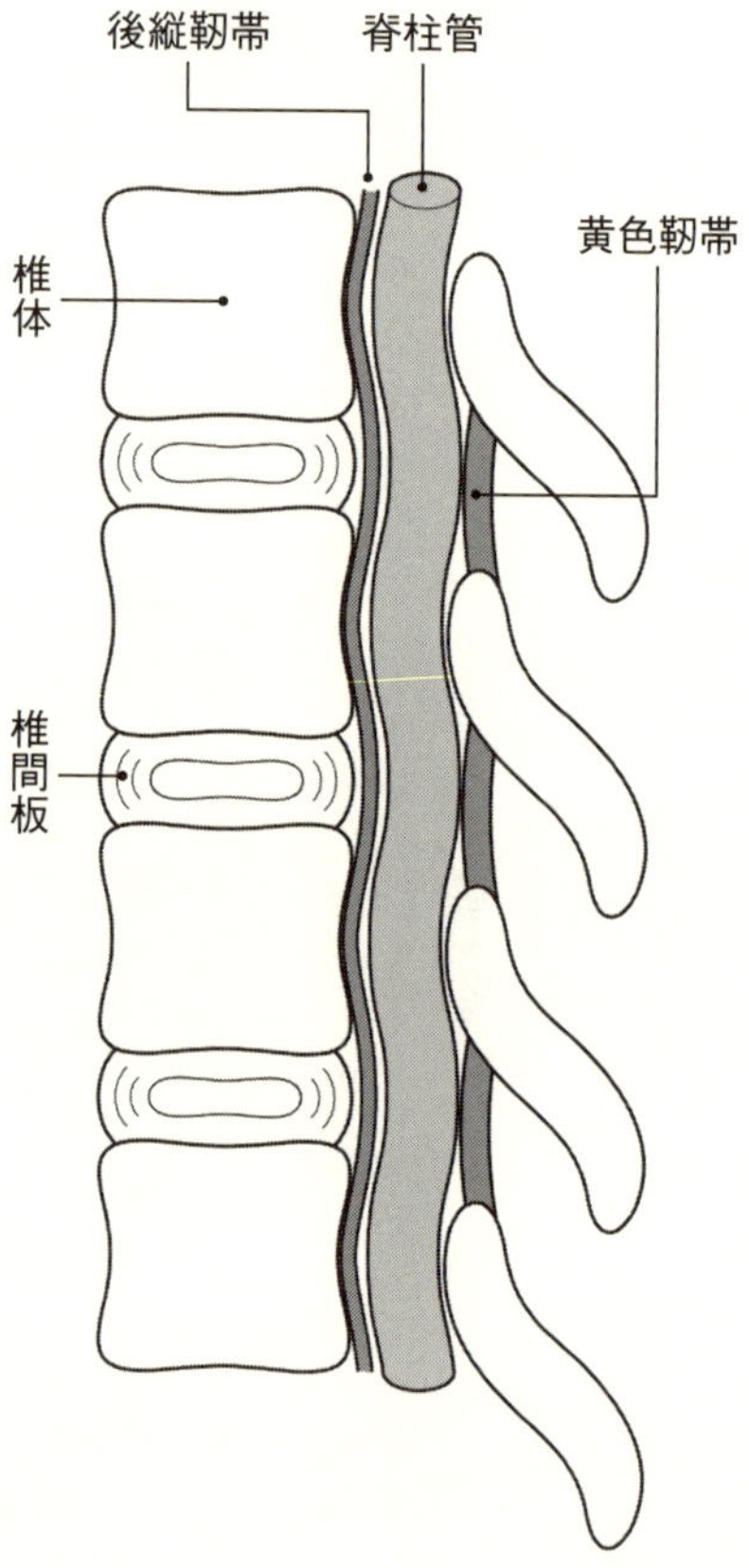

黄色靭帯が肥厚する原因はよくわかっていません。変性によるものと言われています。猫背姿勢を続けていると、黄色靭帯はつねに伸ばされた状態になってしまいます。それでも若いうちは、猫背姿勢をやめて腰を伸ばせば黄色靭帯は元に戻ります。

しかし、猫背姿勢を長年続けていると、黄色靭帯の繊維自体が伸びきってしまい、腰を反らしたときに、たわんで脊柱管を狭くしてしまうと考えられています。

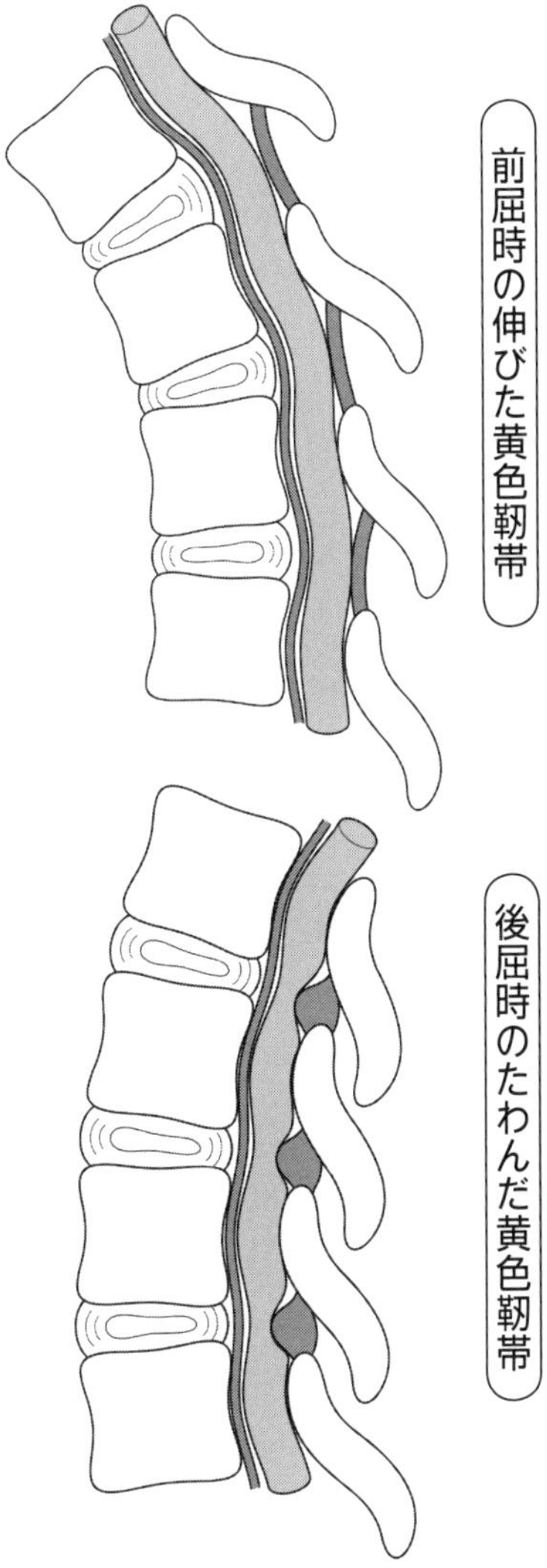

脊柱管が狭窄する要因その3　骨の変形

1 椎体の変形

新品のタイヤと古くなったタイヤの例で説明したとおり、腰への負担によって椎間板は変性します。すると、それに伴って椎体（椎間板の上と下にある）の縁がせり出して棘のように出っ張ってきます。このような骨の棘を骨棘《こっきょく》と言い、骨棘が脊柱管や椎間孔を狭めると、神経が圧迫されます。

2 椎間関節の変性

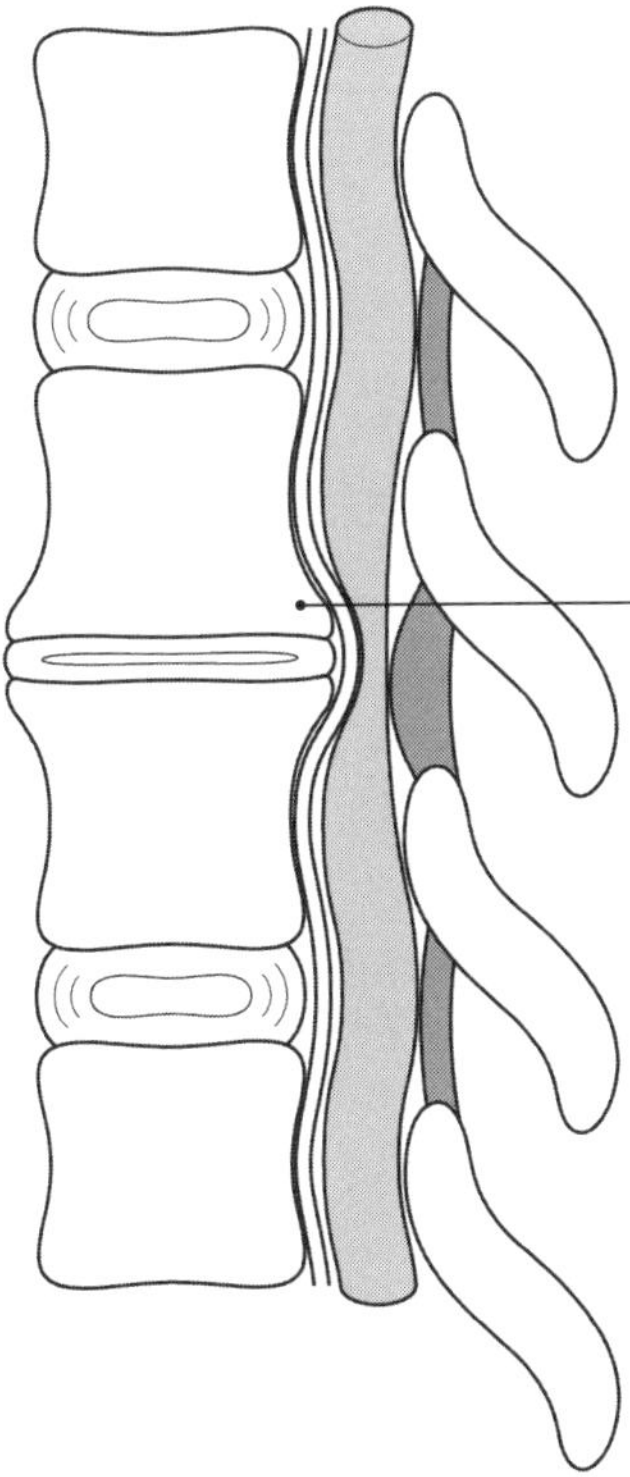

椎間板と同様に、腰の動作や姿勢によって椎間関節に負担がかかることで、炎症を起こして腫れてしまうことがあります。椎間関節が腫れる

ことにより、脊柱管や椎間孔が狭くなって神経が圧迫されます。炎症が長期間にわたると、椎間関節の変形が進んで骨棘ができることもあります。

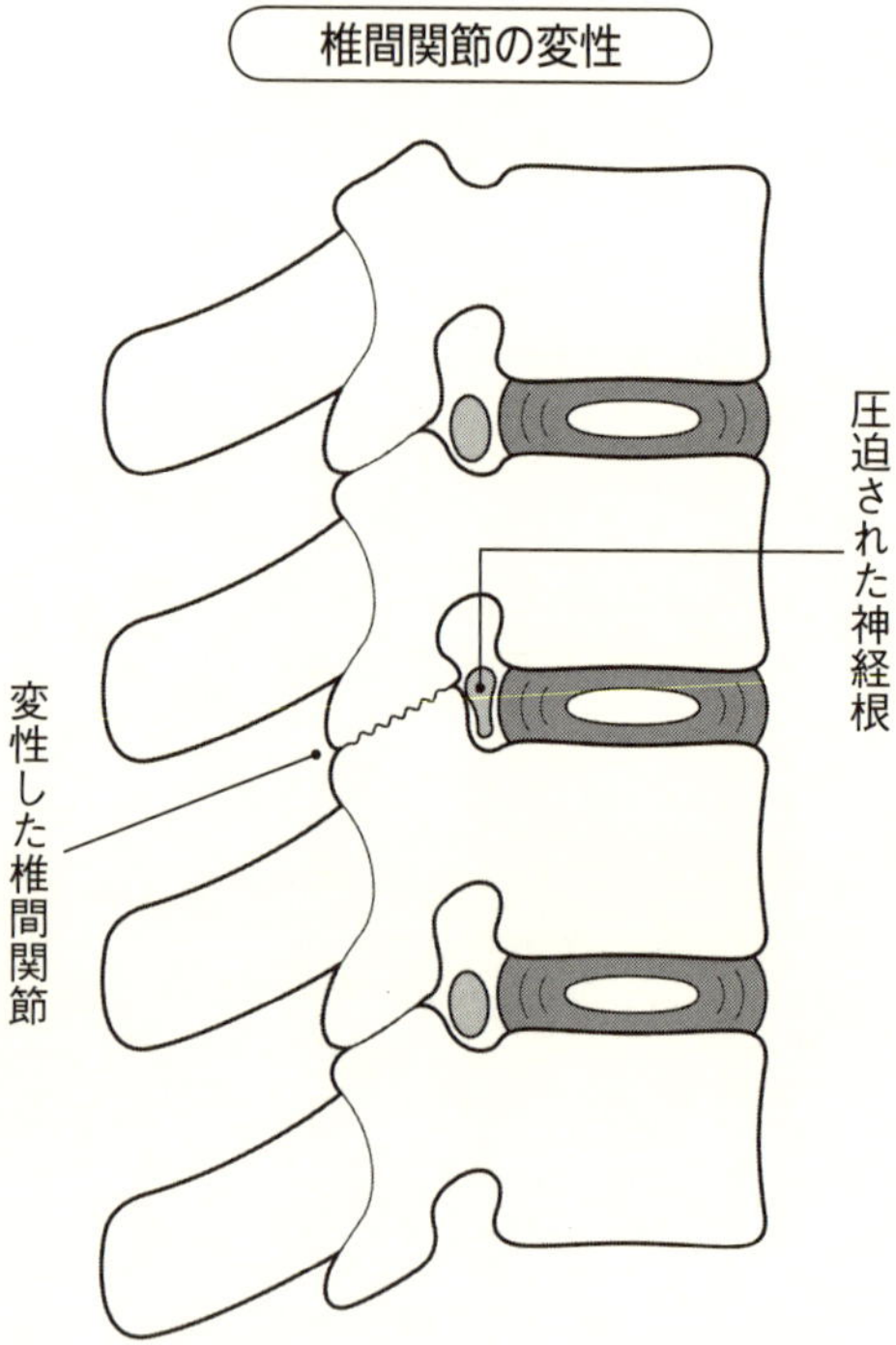

3 椎体のずれ

椎体と椎体が前後にずれると腰椎すべり症と呼ばれ、ずれにより脊柱管や椎間孔が狭くなると神経が圧迫されます。

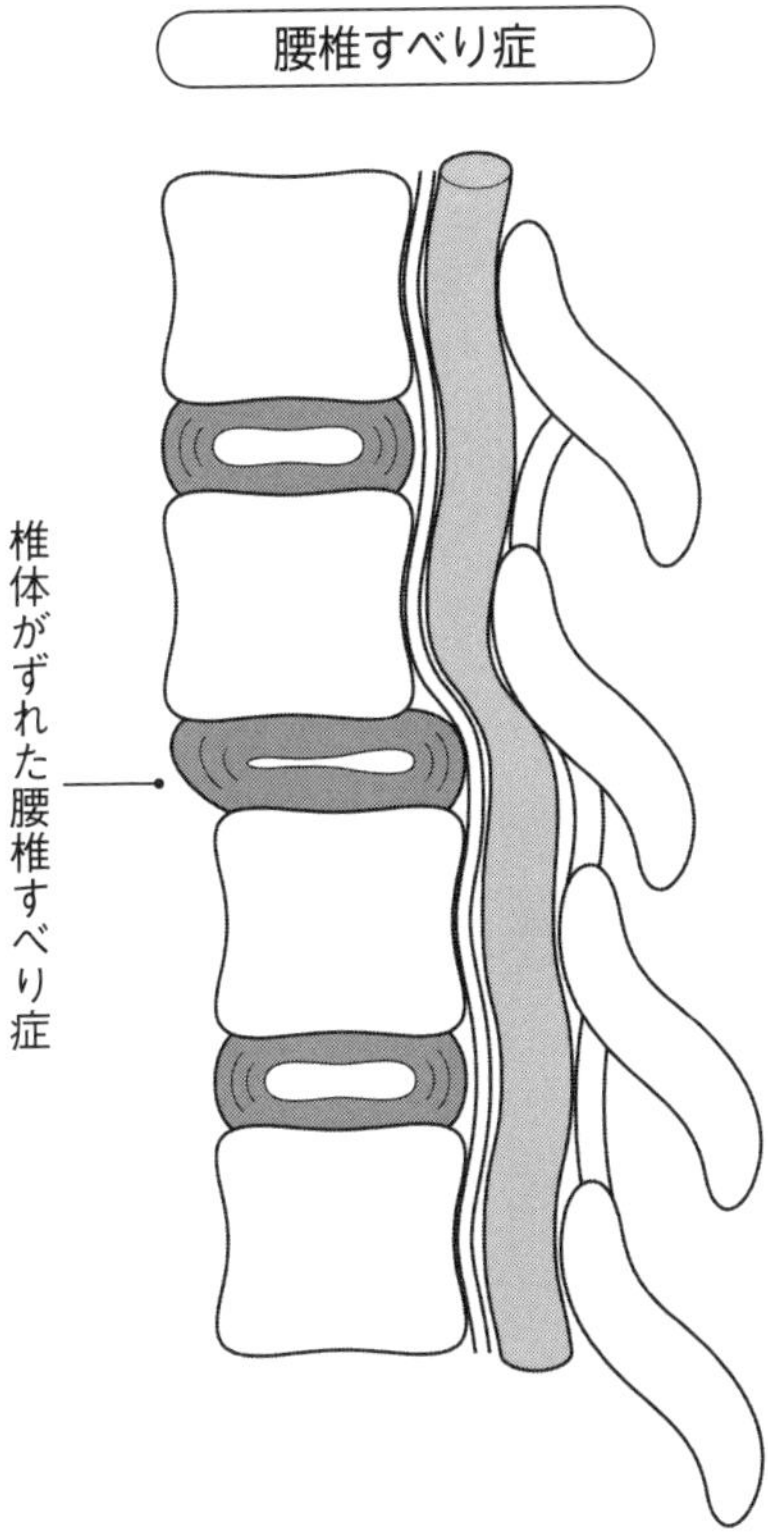

腰椎すべり症は前屈や後屈ですべり度合いがレントゲン上戻ることもありますが、レントゲンですべりが戻ったからといって、その方向の体操が痛みやしびれを改善させるわけではありません。

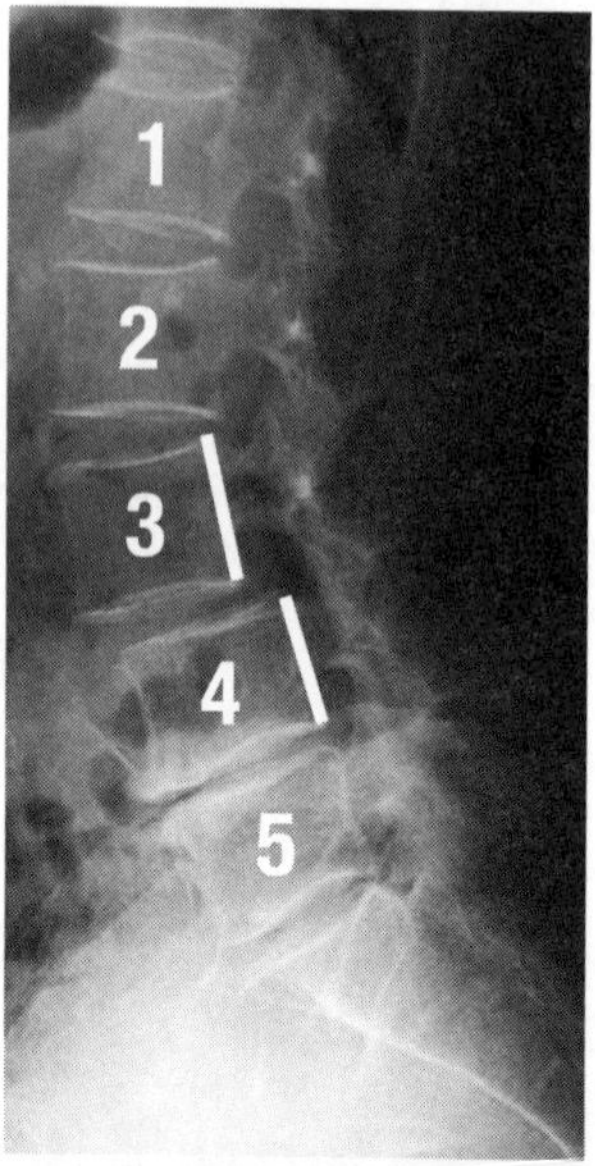

腰椎すべり症後屈

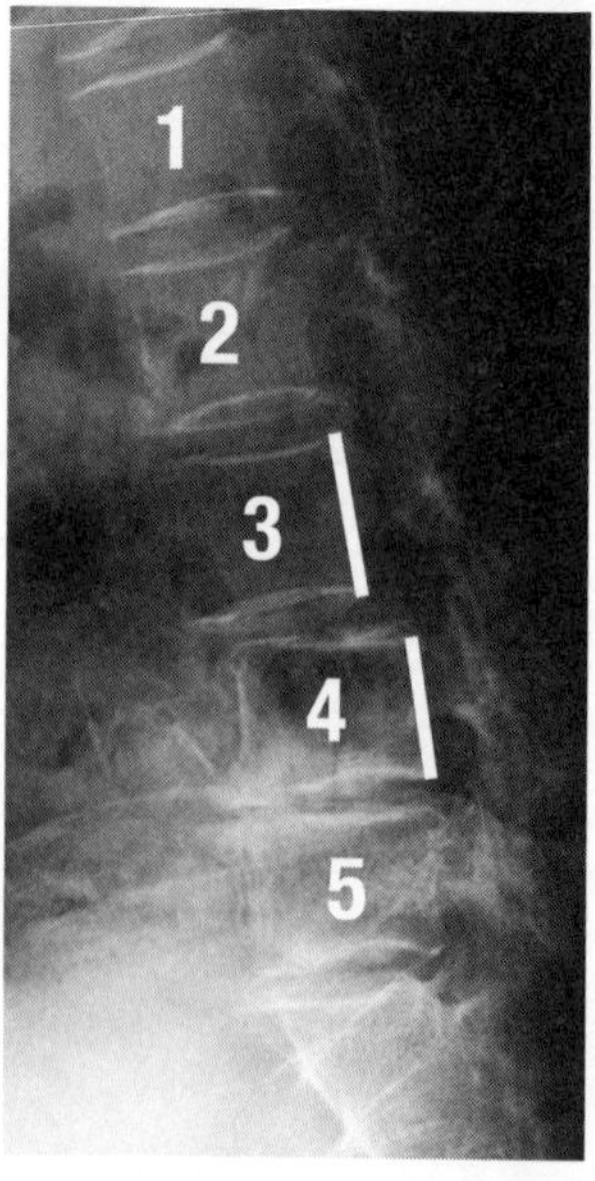

腰椎すべり症前屈

一致と不一致

	後方改善型	前方改善型
伸展戻り型	19	3
屈曲戻り型	6	6
なし型	6	7

一致群	25	伸展戻り型×後方改善型19例 屈曲戻り型×前方改善型6例
不一致群	22	伸展戻り型×前方改善型3例 屈曲戻り型×後方改善型6例 なし型×後方改善型6例 なし型×前方改善型7例

レントゲンでのすべりの戻りと適切な運動方向を調べたところ、レントゲンでの戻り方向と適切な方向が一致したのは25例、レントゲンでの戻り方向と適切な方向が一致しなかったのは22例とほぼ同数でした。

この結果より、レントゲンですべり症が戻ることがあっても、そのレントゲン所見だけでは適切な運動方向が決められないということがわかりました。

体操をおこなって痛みを改善させる方向を見つけることが大切です。

4 椎体の横方向へのずれ

腰椎すべり症は椎体と椎体が前後にずれた状態でしたが、椎体が左右に曲がったりねじれたりすることもあります。これは、変性側弯症と呼ばれる状態です。脊柱管や椎間孔が狭くなってしまい、神経が圧迫されます。

変性側弯症

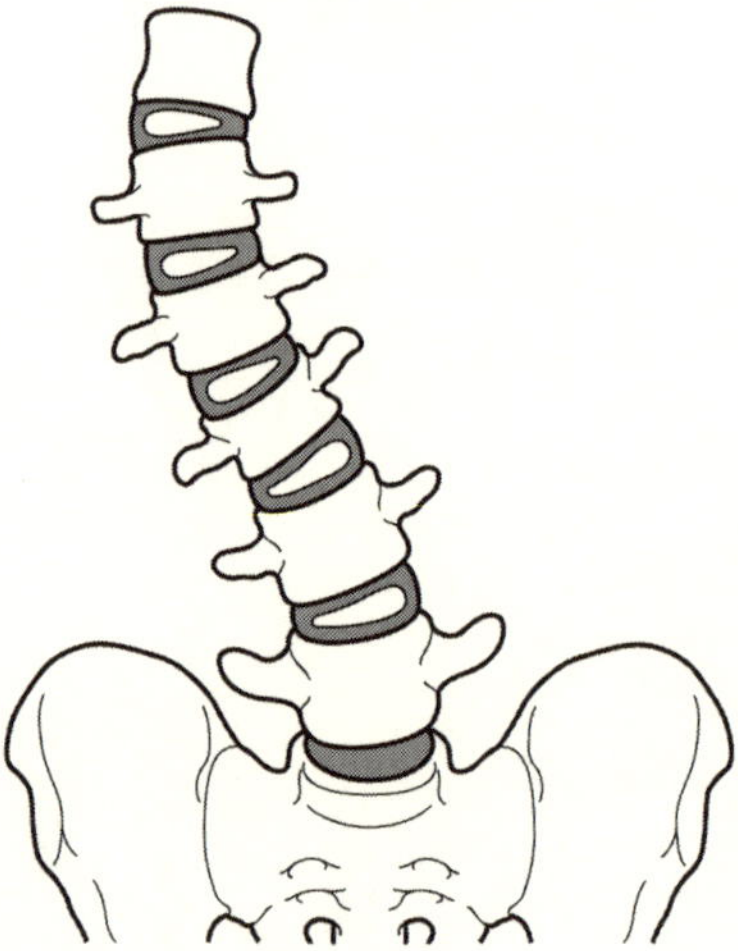

脊柱管が狭窄する要因のうち、残念ながら骨の変形だけは体操で治すことはできません。しかし、**変形が治らなくても痛みやしびれといった症状を改善することは可能です。**脊柱管狭窄による神経の圧迫が軽度であったり、骨の変形に椎間板などの軟部組織の変形を伴っていたりする場合は、軟部組織が戻ることにより神経の圧迫度合が改善されるものと考えられます。

レントゲンやＭＲＩで背骨が側弯変形しているからといって、変形を正そうとして腰を横に曲げてはいけません。側弯変形を正す方向の体操で、痛みやしびれが改善するとは限らないのです。側弯変形とは関係なく前屈や後屈で改善することはよくありますし、時には側弯変形を強調する横方向の体操が適していることもあるのです。

側弯変形を見ると治したくなる気持はわかりますが、変形を治すことが目的ではなく、あくまでも痛みやしびれを改善させることを目的に体操を見つけていくことが大切です。

軟部組織なら運動療法で改善可能

椎間板の変性、靭帯の肥厚、骨の変形。これらの要因が複合的に起こるのが脊柱管狭窄症です。

いずれにせよ、脊柱管が狭くなっているのだから、手術で広げて神経の圧迫を取り除くというのは理にかなっています。しかし、術後に痛みやしびれの再発に苦しむ人はあとを絶ちません。

骨の変形が強く神経を圧迫している場合は、体操で症状が改善しないこともあり、半年以上リハビリを続けてもダメな場合は手術を勧めることもあります。

ただ、**骨の変形が軽度であったり、椎間板や靭帯といった軟らかい組織の変形なら、体操によって症状の改善は可能です。**

症状がよくなったといってもレントゲンやＭＲＩといった画像検査の映像で狭窄の状態に改善がみられることはありません。そこで症状が改善する機序はあくまでも推測になりますが、以下のようなことが起こっているのではないかと思われます。

❶ 膨隆した椎間板が戻る

❷ 肥厚した靭帯が伸びる

1 膨隆した椎間板が戻る

◎反らしの動きで修復

腰椎の動きに合わせて髄核が移動し、椎間板を変形させておじぎや反らしの動作になると述べました。

腰を反らす動きをすることで、髄核が前に押し出されます。このときに痛みが改善するようであれば、髄核を正常な位置に戻していることになります。腰を反らす体操によって、脊柱管や椎間孔が広がり、神経の圧迫が改善していることが考えられます。

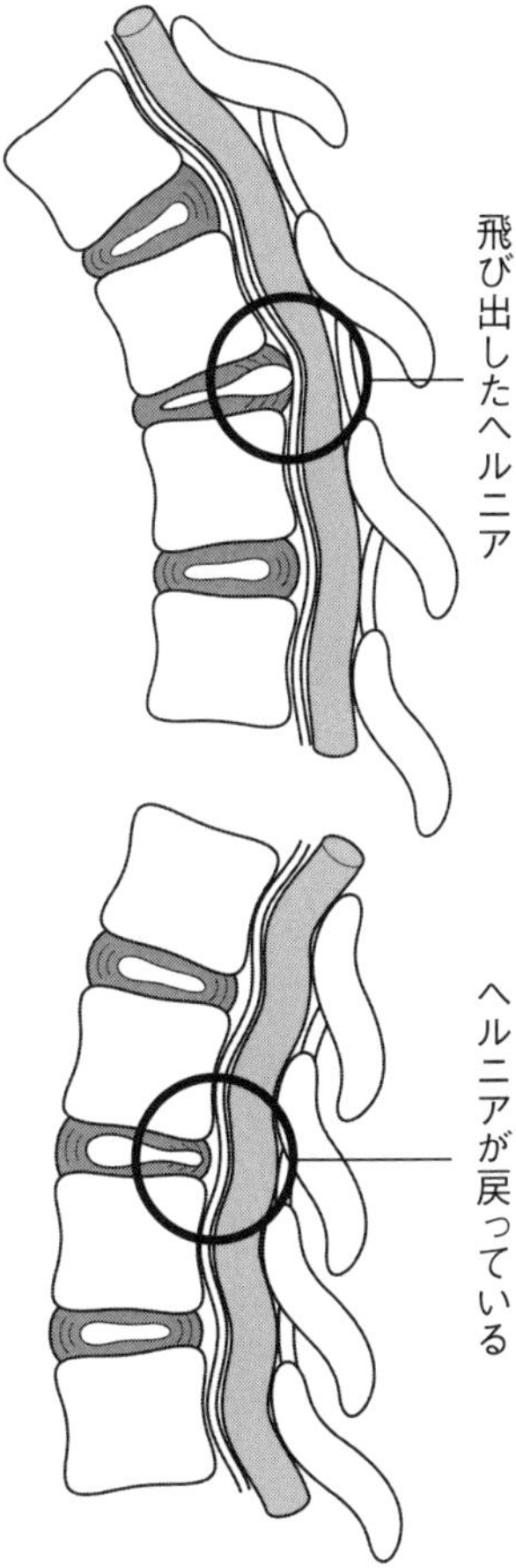

反らしの動きで髄核が前方に移動し、神経圧迫を軽減。

◎おじぎ体操で圧力を減らす

しかし、人によっては反らし体操をするとかえって痛みが強くなることがあります。これはもともと前に出ていた髄核が椎骨の動きで潰されてしまうからと思われます。

そのような人は、おじぎ体操が効果を発揮します。おじぎ体操で髄核が後ろに動くことで、髄核への圧力が減ります。はじめはおじぎ体操をして、そのあとに反らし体操をする……というように、途中で体操を変更することもあります。

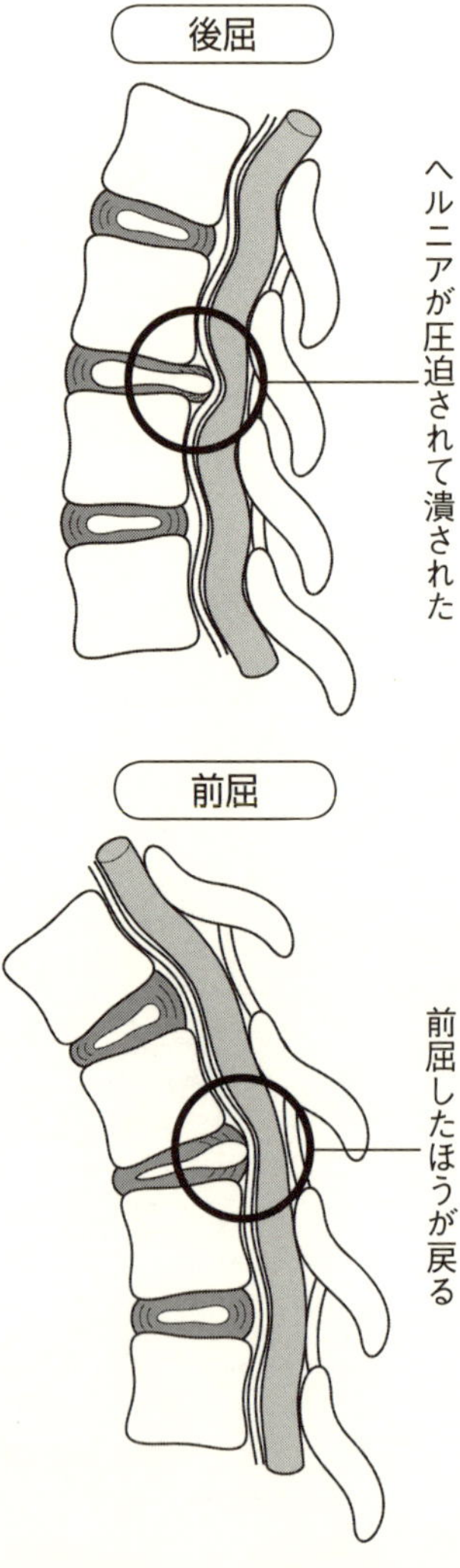

おじぎで髄核の圧力を減らす。

◎お尻ずらし体操で髄核を整復

髄核が横（左右）に片寄っているときは、横方向にお尻をずらすことで髄核は正常な位置に戻ります。

椎間板は構造上、真横に飛び出すことは少なく、斜め後ろに飛び出すことが多いので、お尻ずらし体操が有効な人は少数です。

しばらくお尻ずらし体操をおこなって髄核の左右の片寄りが矯正されたら、反らし体操かおじぎ体操に移行すると、神経狭窄の改善がみられます。

お尻ずらし

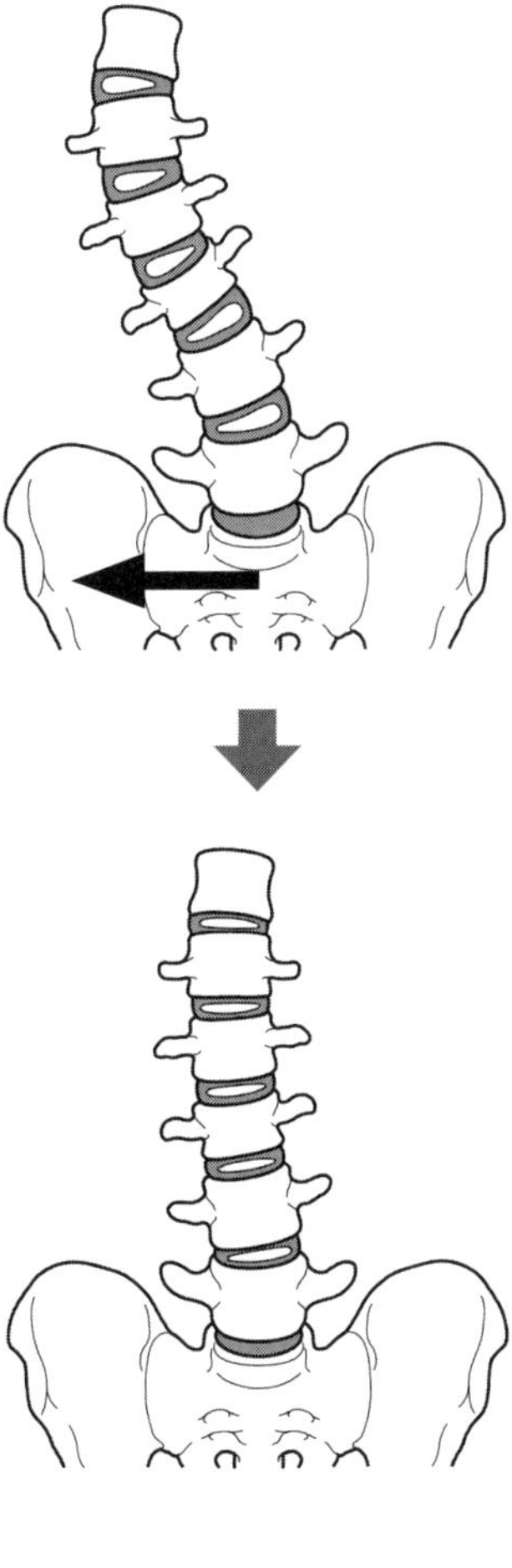

2 肥厚した靭帯が伸びる

靭帯は適切に動かすことで、正常な機能を回復します。意識的におじぎ体操と反らし体操を繰り返すことで、靭帯を適度に動かし靭帯の繊維に適度な刺激を与え、靭帯の組織を再構築させてたわみを改善し、神経の圧迫をゆるめる効果が期待できます。

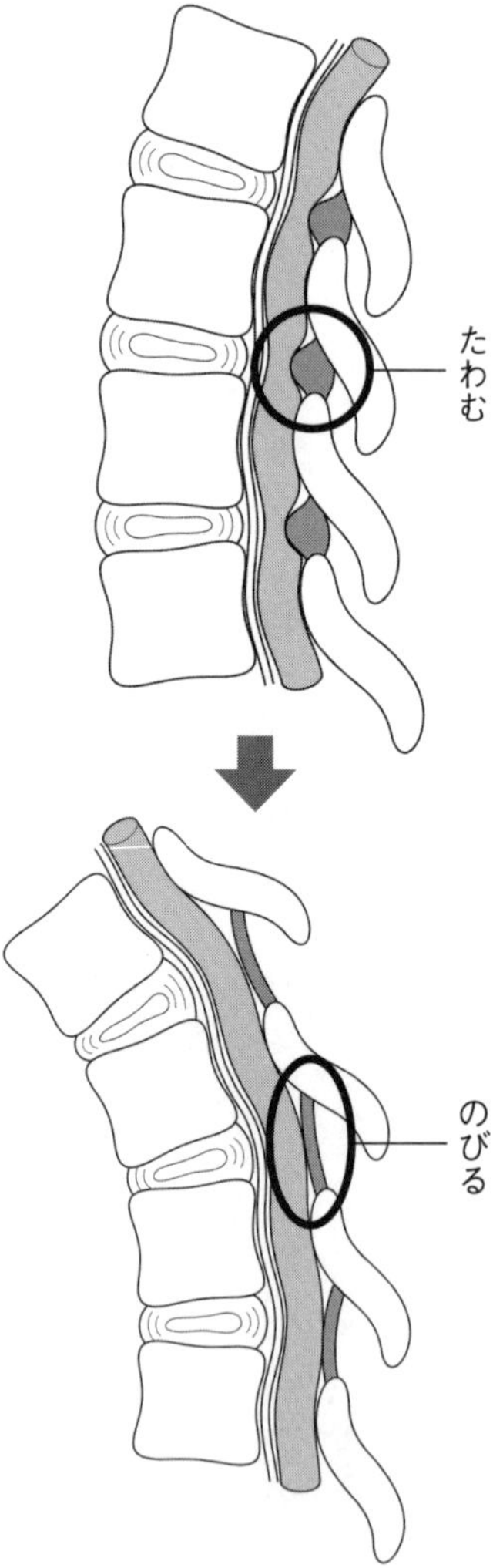

おじぎと反らしで靭帯を刺激する。

第３章

痛みで診断すれば腰部脊柱管狭窄症は治せる！

まずは痛みの評価基準をもつこと

体操によって脊柱管狭窄の症状は、改善します。では、一体、どのような状態なら、よくなったと言えるのでしょうか？

「痛みナビ体操」は、痛みがどのように変化しているのかを手がかりに、適切な体操、改善効果を評価します。

「自分の痛みを知っていますか？」こう質問すると、「そんなの当然知っているよ！」という声が聞こえてきそうです。

しかし、リハビリをおこなっていると、「最初の痛みと比べて今の痛みの程度はどうですか？」と聞いても、「よくわかりません」と言う人もいます。

これではどの体操が効果的なのかはわかりません。まずは自分の痛みが増したのか、減ったのか、変わらなかったのかをきちんと評価することが必要です。

そのためには**痛みの評価基準**を設定することが大切です。評価基準とは、決まった姿勢や動作をおこなって、実際にその痛みを感じることを確かめて、その痛みを評価基準として、体操で改善するかどうかを判断していきます。

1 姿勢検査

姿勢によって出てくる痛みを見つける検査です。何もしなくても痛みがあれば、その痛みがそのまま評価基準になります。姿勢によって痛みが変化すれば、その痛みも評価基準として、痛みの場所と程度を憶えておきます。

①座位

猫背姿勢：痛みが強くなったり、痛みが出現したりすれば、評価基準となりますので、痛みの場所と程度を憶えておきます。

よい姿勢：痛みが強くなったり、痛みが出現したりすれば、評価基

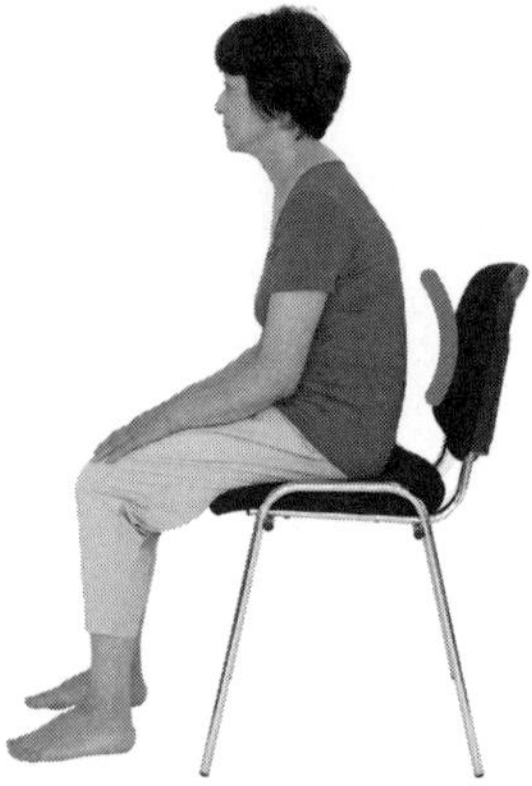

猫背姿勢

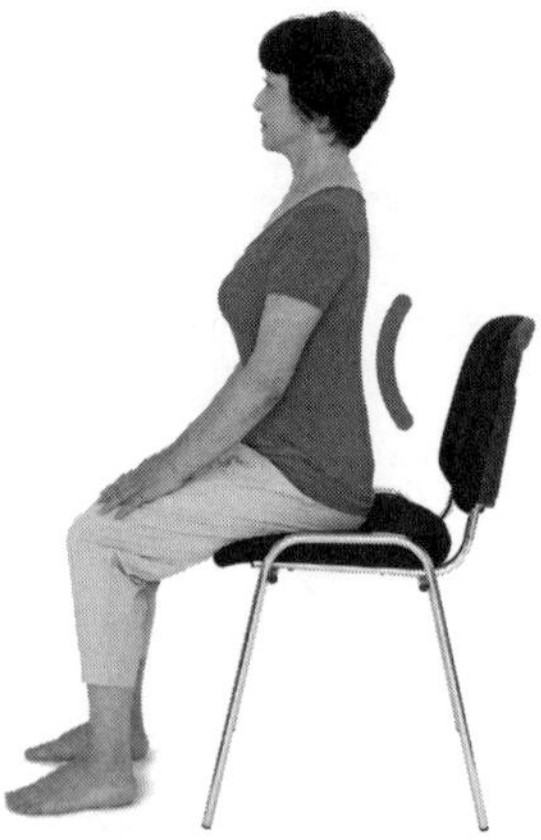

よい姿勢

準となりますので、痛みの場所と程度を憶えておきます。

②立位

猫背姿勢：痛みが強くなったり、痛みが出現したりすれば、評価基準となりますので、痛みの場所と程度を憶えておきます。

よい姿勢：痛みが強くなったり、痛みが出現したりすれば、評価基準となりますので、痛みの場所と程度を憶えておきます。

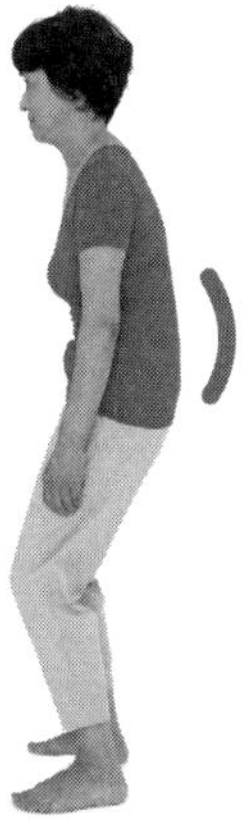

猫背姿勢

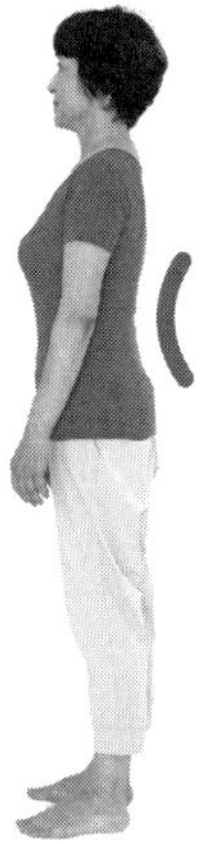

よい姿勢

2 関節運動検査

関節を動かすことによって出てくる痛みを見つける検査です。腰椎には、大きく分けて後屈運動、前屈運動、側方運動（左右）の運動方向があります。それぞれの運動によって痛みが変化すれば、その痛みを評価基準とします。

①後屈運動

後屈運動：後屈運動を1回やってみて、痛みが強くなったり、痛みが出現したりすれば、評価基準となりますので、痛みの場所と程度を憶えておきます。

②前屈運動

前屈運動：前屈運動を1回やってみて、痛みが強くなったり、痛みが出現したりすれば、評価基準となりますので、痛みの場所と程度を憶えておきます。

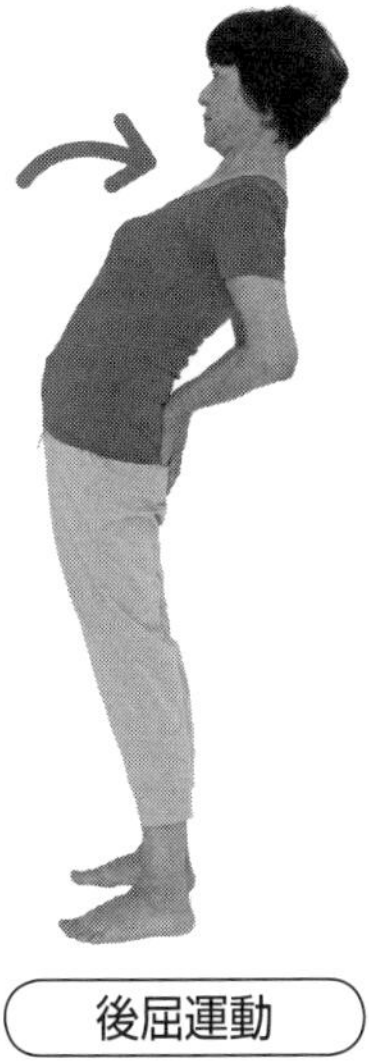

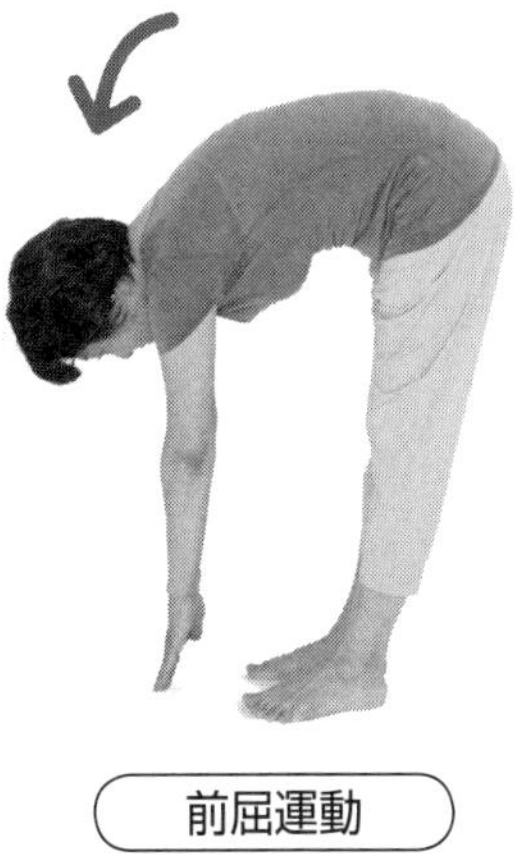

③側方運動

右お尻ずらし：右お尻ずらし運動を1回やってみて、痛みが強くなったり、痛みが出現したりすれば、評価基準となりますので、痛みの場所と程度を憶えておきます。

左お尻ずらし：左お尻ずらし運動を1回やってみて、痛みが強くなった

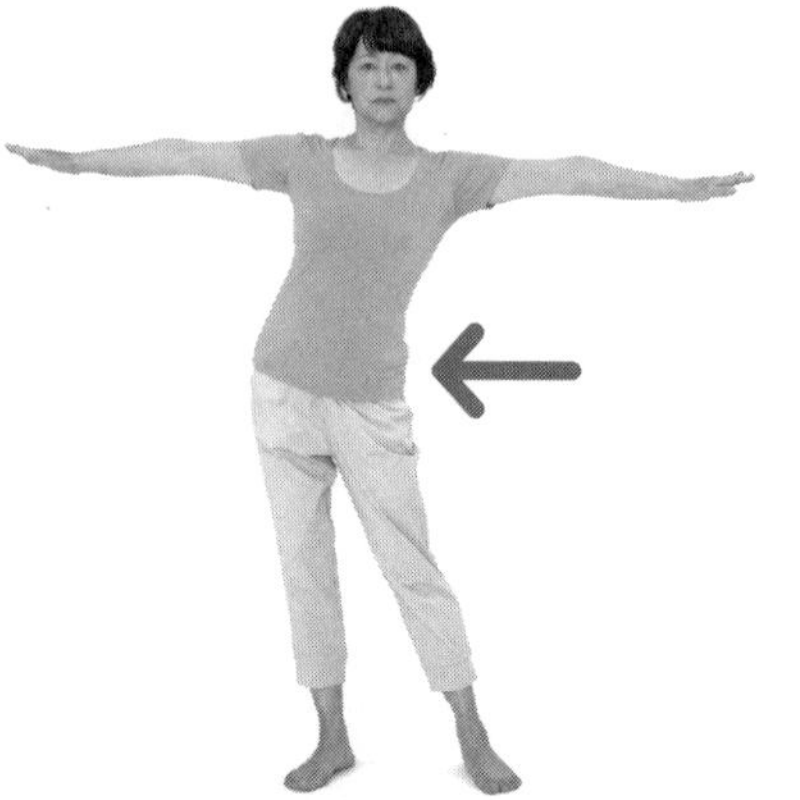

右お尻ずらし運動

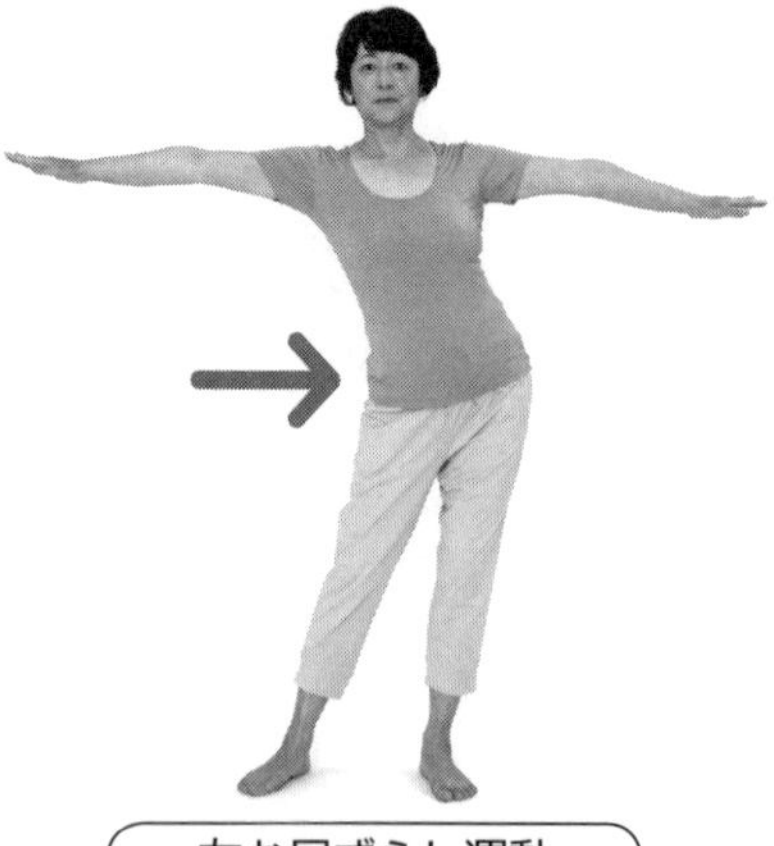

左お尻ずらし運動

り、痛みが出現したりすれば、評価基準となりますので、痛みの場所と程度を憶えておきます。

3 生活動作検査

日常生活の動作で感じる痛みを見つける検査です。日常的に痛みを感じる場面を思い出し、それをその場で再現できれば、評価基準となります。物を拾うとき腰痛が出るとか、階段を上るときに足が痛いといった痛みは評価基準となりますので、痛みの場所と程度を憶えておきます。

しかし、30分以上歩くと坐骨神経痛が出てくるといった症状は、その場で再現することが難しいので、評価基準には適していません。

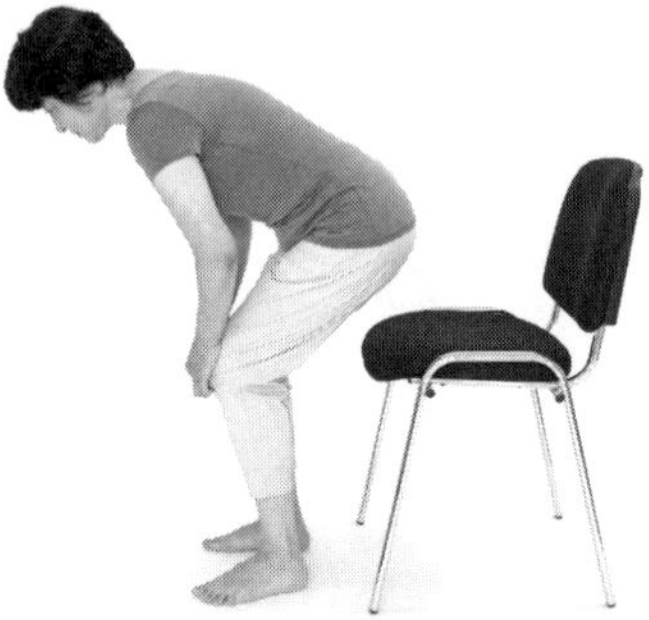

立ち上がる

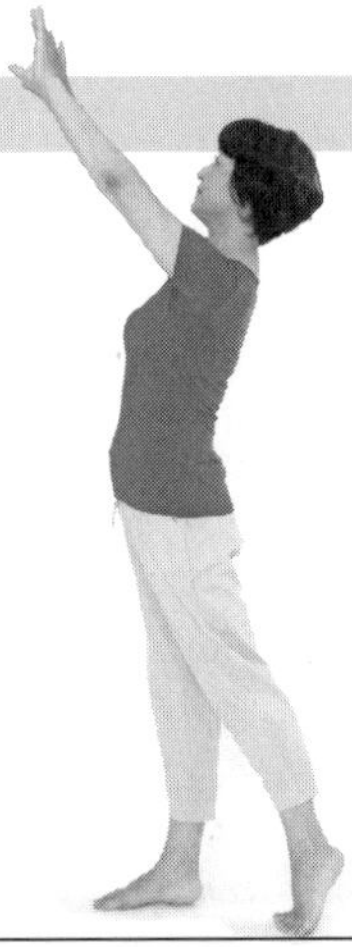

高い所の物をとる

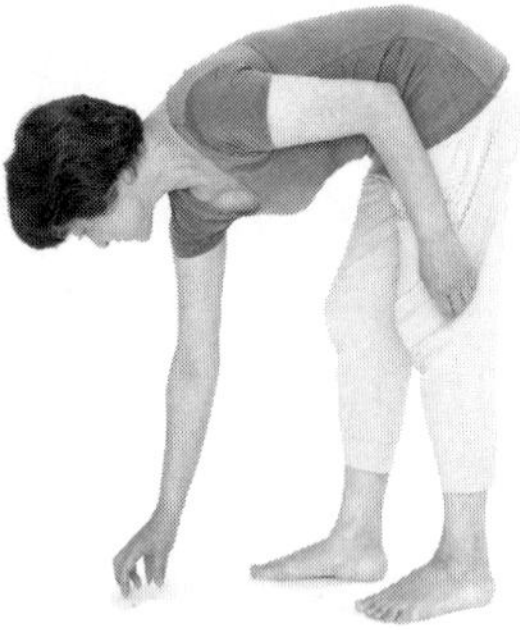

物を拾う

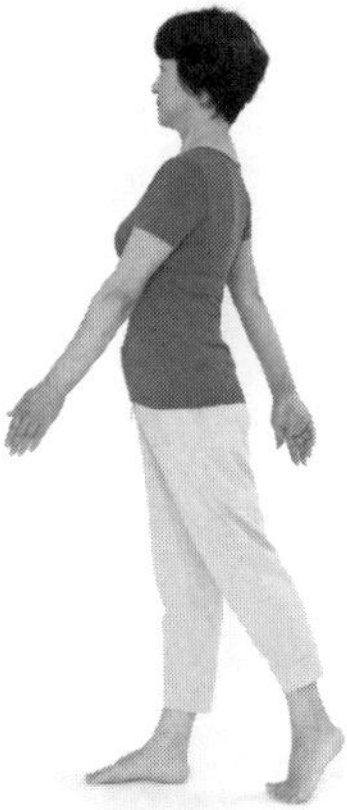

歩く

生活動作検査

日常的に痛みを感じる動作は痛みの評価基準になる。

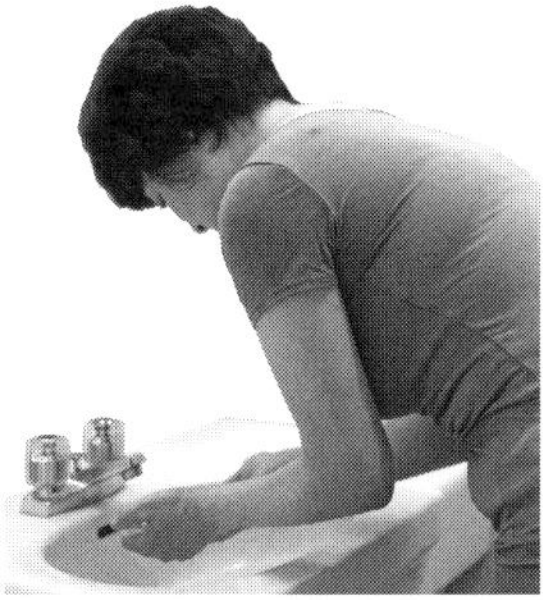

顔を洗う

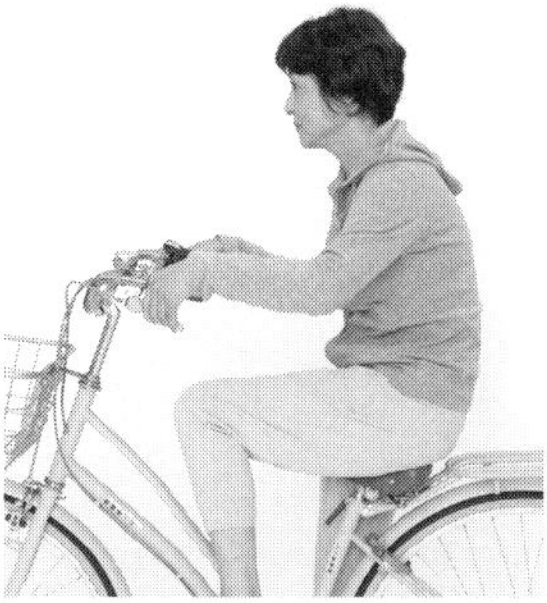

自転車に乗る

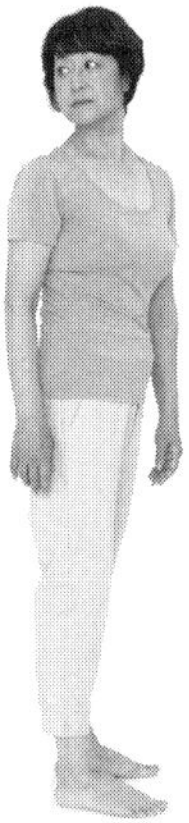

体ごと振り向く

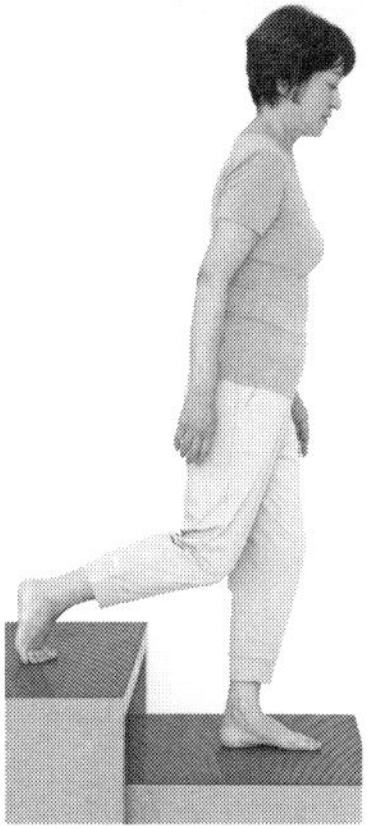

階段を下る

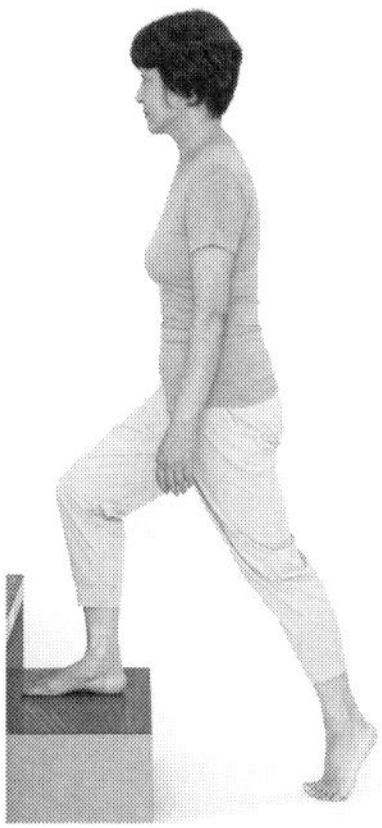

階段を上る

痛みの変化を知る3つの指標

痛みの評価基準が定まったら、次に挙げる3つの要素に注目して、痛みの変化（改善、不変、悪化）を判定します。

1 痛みの範囲

痛みを感じる範囲の大きさがどう変化したかをみて、改善や悪化を判断します。

①狭小化と広汎化

痛みを感じる範囲が小さくなれば狭小化といって改善と判断し、疼痛の範囲が大きくなれば広汎化といって悪化と判断します。

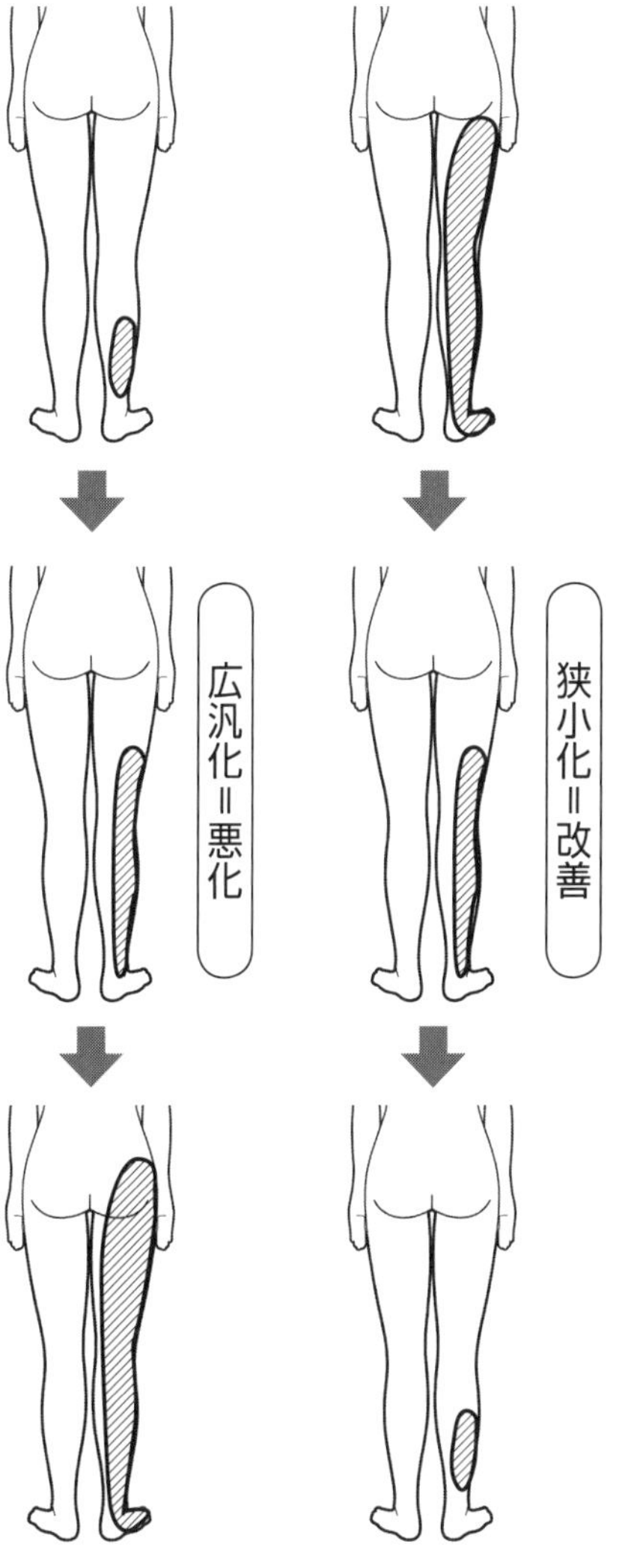

②中央化と末梢化

次に痛みの部位がどう変化したかをみます。痛みが腰の真ん中に集まれば中央化といって改善と判断し、疼痛の部位が腰の真ん中から離れて端に広がるようであれば末梢化といって悪化と判断します。

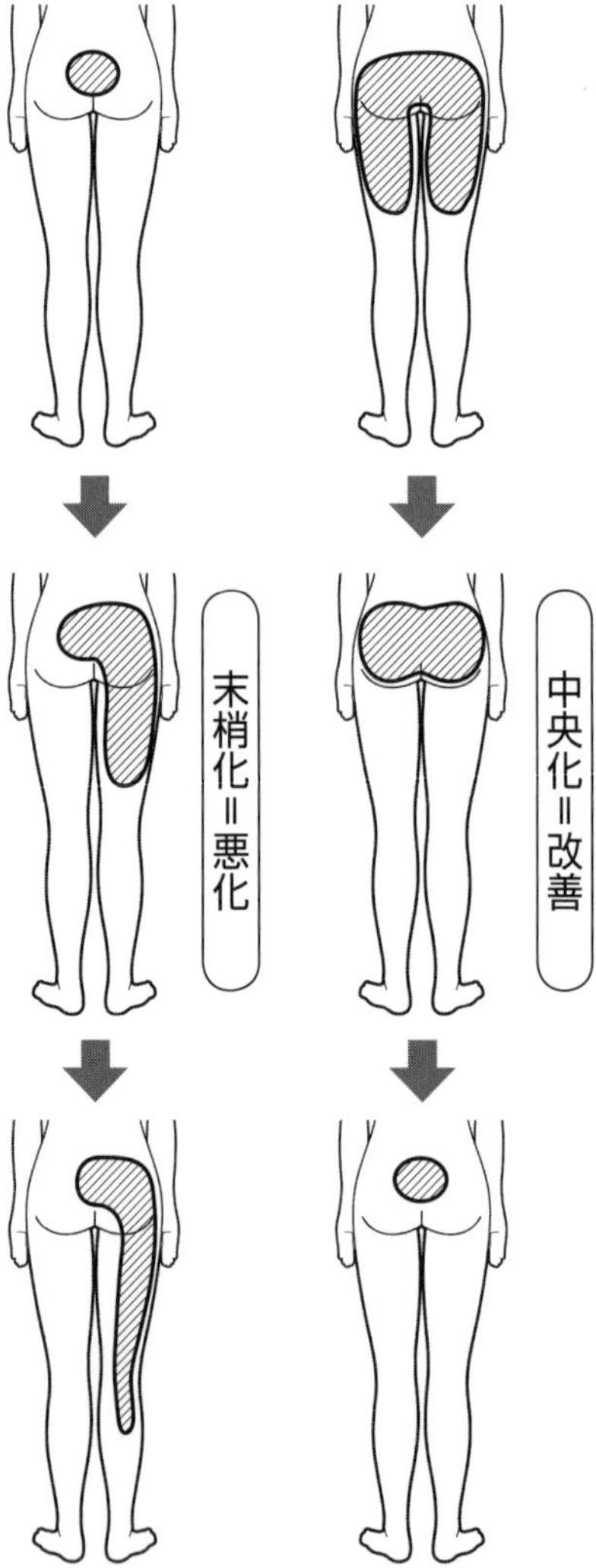

2 痛みの強さ

　痛みの強さは当然のことだと思われるかもしれませんが、それだけ重要なことです。痛みが弱くなれば改善、強くなれば悪化と判断します。当院では「数値的評価スケール（NRS：Numerical Rating Scale）」を使っています。痛みを0から10の11段階に分け、痛みがまったくないと0、考えられるなかで最悪の痛みを10として、そのときの痛みの点数を記録するものです。以前の痛みと今の痛みを比べることにも役立ちます。

　痛みの強さが変わらなくても、痛みを感じる頻度が変わることがあります。毎日痛みを感じてい

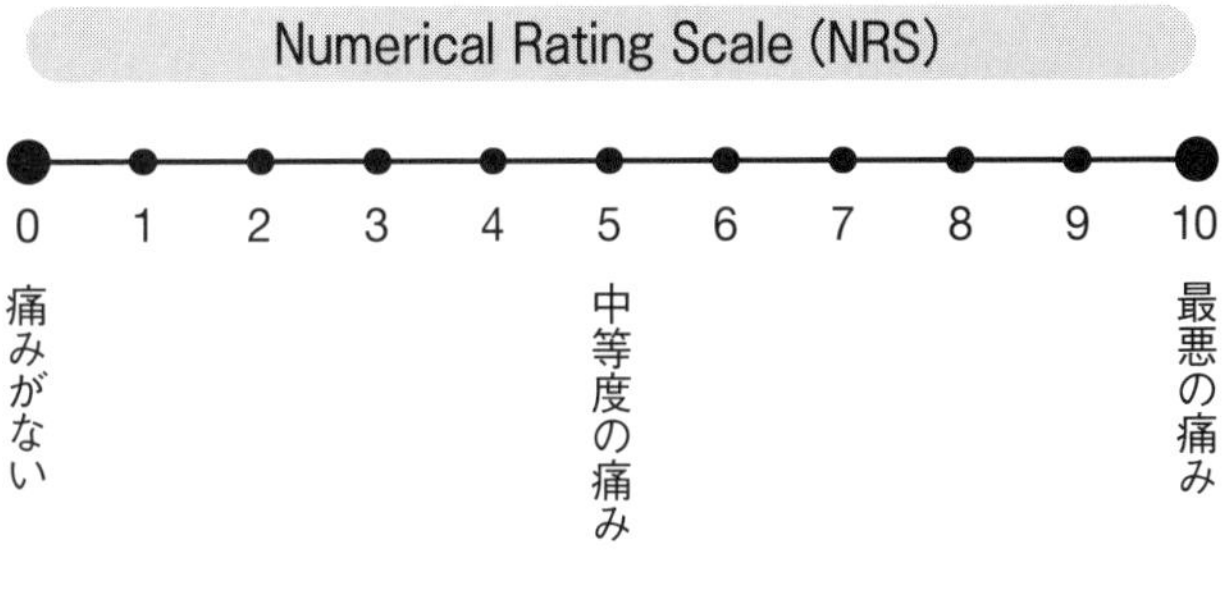

たのに、気づいたら痛みを感じない日があるようになったら、改善と判断します。

3 動きやすさ

動きやすさも注目すべき大事な状態で、痛みの範囲や強さが変わらなくても、動きやすくなっていることで改善と判断できることがあります。

動きやすい例：歩きやすくなる、立ち上がりがスムーズになる、長い時間続けて歩ける、物を持ち上げやすくなる、階段を上りやすくなる、腰を曲げやすくなる

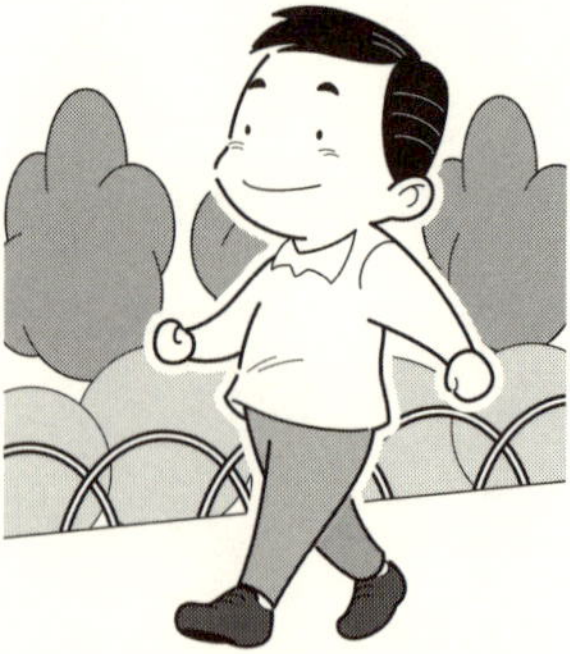

動きにくい例：歩きにくくなる、立ち上がりがぎこちなくなる、長い時間続けて歩けない、物を持ち上げにくくなる、階段を上れなくなる、腰を曲げにくくなる

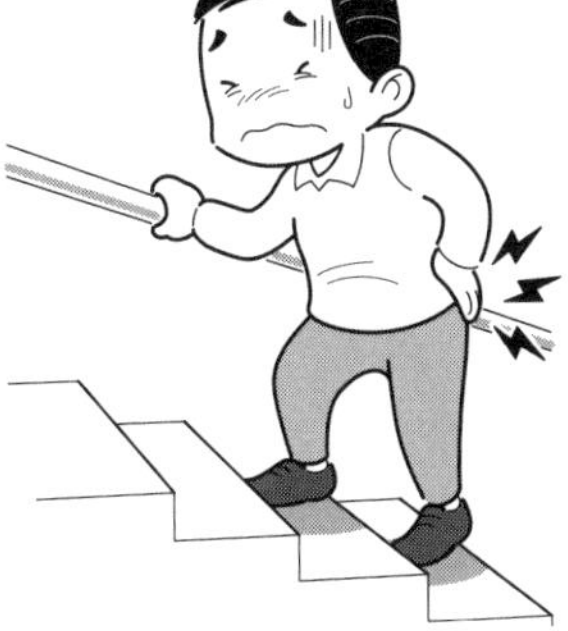

コラム

なぜ痛みの範囲が変わるのか？

痛みの範囲が変わる理由は、医学的には完全に解明されていません。現段階では、３つの原因が考えられます。

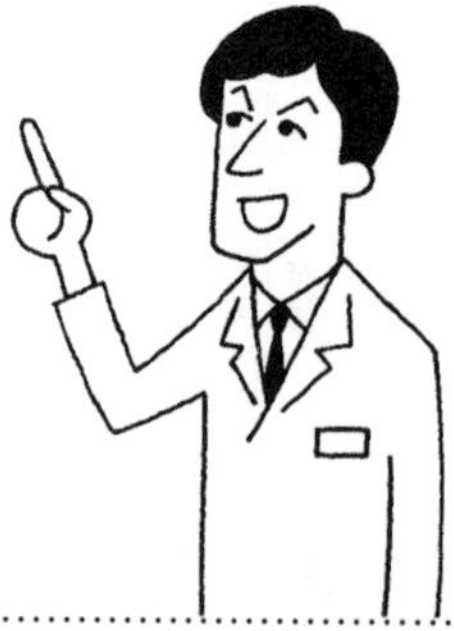

ｉ 炎症性疼痛

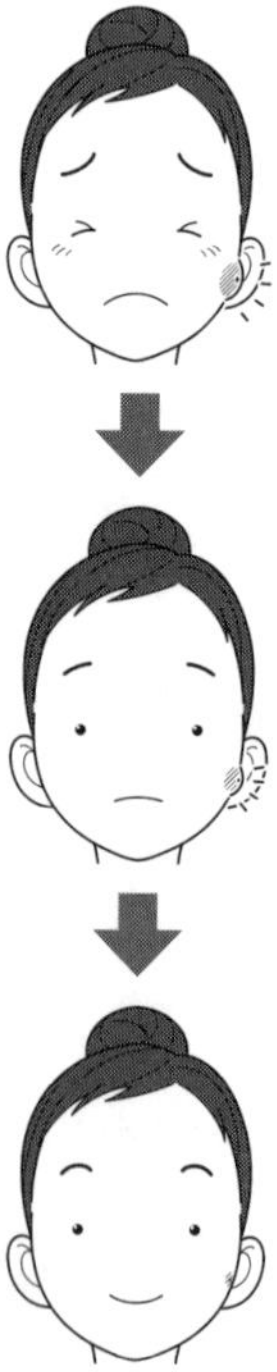

椎間板などの腰椎の椎組織に炎症が起こると、痛みが腰全体に広がります。これは、おできが化膿して赤く腫れているときには、おできの周りにまで痛みを感じますが、腫れが落ち着くと、痛みはおできの真ん中だけに

感じるような状態と考えてください。

ⅱ　神経因性疼痛

椎間板が神経を圧迫すると、その神経が伸びている先に痛みを感じます。いわゆる坐骨神経痛として、腰から足にかけて痛みがつながっていればわかりやすいのですが、腰痛がなく足にだけ痛みを感じることもあります。

腰痛が強くなっても、坐骨神経痛が軽くなっていれば、改善していると判断します。逆に、腰痛が軽くなっても、坐骨神経痛が強くなっている

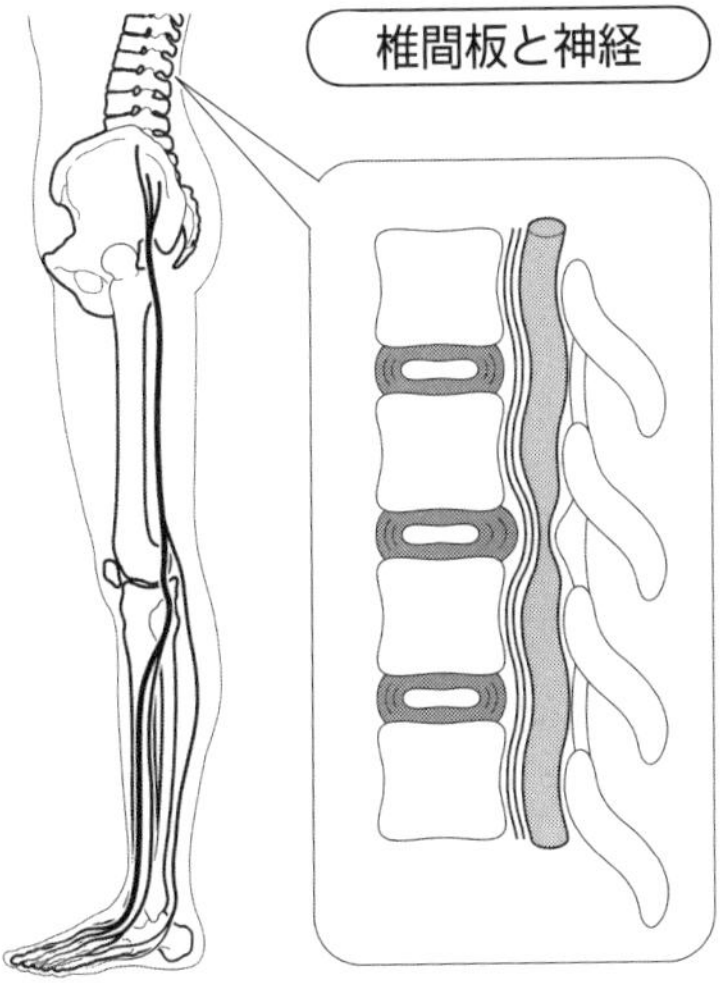

ような悪化と思われます。

iii　関連痛

狭心症になったときに、心臓から離れた左肩に痛みを感じることがあります。このように、痛みの原因が起こった部位から離れた場所に痛みを感じることを関連痛と言います。脊髄から脳に痛みを伝える神経がまとめられて、脳が痛みの場所を勘違いする状態です。

椎間板の髄核のずれが関連痛として足に痛みを出しているときは、髄核のずれが改善すると関連痛としての足の痛みもよくなります。

関連痛

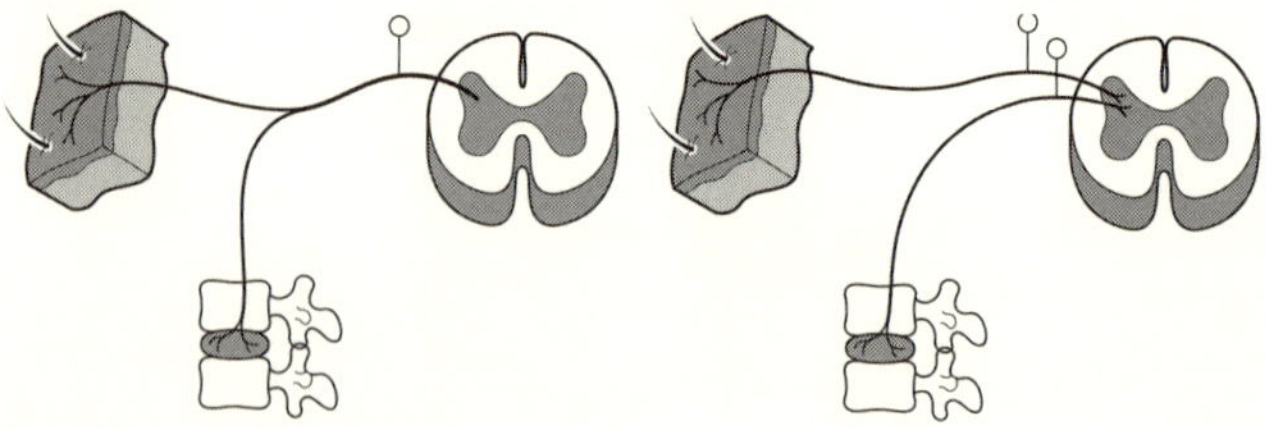

運動療法が適さない人

すべての人に運動療法が適しているわけではありません。神経麻痺や癌、骨折、感染症といった腰部脊柱管狭窄症以外の重大な疾患を抱えていれば、そちらを優先して治療すべきです。

次の項目に当てはまらなければ、問題なく体操を始めることができます。体操を始める前に、体操に適しているかどうか、ご自身の症状をチェックする必要があります。

✕ 体操をおこなってはいけない症状

☑ **足の力が入らない、動かせない**

→ 足にいく神経麻痺のリスク

☑ **尿が出せない**

→ 膀胱にいく神経麻痺のリスク

☑ **転んだり、踏み外して腰を痛めた**

→ 怪我による骨折のリスク

☑ **腰痛とともに急激に体重が落ちた**

→ 癌のリスク

☑ **腰の痛みに加えて熱が続いている**

→ 背骨の感染症のリスク

※これらに当てはまる症状のある人は、体操を始める前に、まずは医療機関を受診してください。

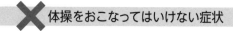

注意しながら体操をおこなう症状

☑ **足の力が弱い、感覚が鈍い**

→ 足にいく神経麻痺の疑い

☑ **尿が出にくい、陰部にしびれ**

→ 膀胱にいく神経麻痺の疑い

☑ **足や腰に強い痛みがある**

→ 重大な病気が隠れている疑い

☑ **骨粗鬆症と診断されたことがある**

→ 骨折の疑い

☑ **進行癌になったことがある**

→ 癌の転移の疑い

※これらに当てはまる症状のある人は、注意しながら体操をおこないましょう。もし症状が少しでも悪化するようなら体操を中止して医療機関を受診してください。

まとめ

体操を始める前に効果をきちんと測るためには
以下の２つの段階を踏むことが大切です。

☑ 痛みの評価基準を設定する

1 姿勢検査（①座位、②立位）
2 関節運動検査（①後屈運動、②前屈運動、③側方運動）
3 生活動作検査

☑ 痛みの変化を測る

1 痛みの範囲（①狭小化・広汎化、②中央化・末梢化）
2 痛みの強さ
3 動きやすさ

また運動療法が適さない人もいます。自分が
「体操をおこなってはいけない症状」
「注意しながら体操をおこなう症状」
に当てはまっていないか事前にチェックしましょう。

第4章

1年以内に85パーセントが改善した「痛みナビ体操」

痛みの型で適切な運動を診断

本章ではいよいよ「痛みナビ体操」の方法を説明していきます。痛みナビ体操は、腰椎の3つの運動方向（後屈運動、前屈運動、側方運動）に対応した体操です。

それぞれの運動方向に合わせた体操（壁ドン反らし体操、壁ドンおじぎ体操、お尻ずらし体操）を1セット（10回）試し、その場で「痛みの範囲」「痛みの強さ」「動きやすさ」がどう変化したかを評価します。

1 改善

その体操が適した運動方向なので、その体操を治療体操とします。

2 不変

その運動方向の体操をもう１セットおこない、痛みが変化するかをみます。１セットおこなっても変化しなければ、その運動方向の強度を強めた体操を試します。強度を強めて悪化した場合は、強度を弱めた体操をおこないます。

3 悪化

運動方向を変える、体位を変える、強度を変えるなど、体操自体を別の体操に変えて1セットおこなう。

体操別に、後屈改善型、前屈改善型、側方改善型の3タイプに分類されます。壁ドン反らし体操で改善すれば後屈改善型、壁ドンおじぎ体操は前屈改善型、お尻ずらし体操は側方改善型と診断できます。

いずれの体操でも改善しなかった場合は、運動療法では改善できない腰痛の可能性があるので、医療機関を受診してください。

お尻ずらし体操
（＝側方運動）
で改善

壁ドンおじぎ体操
（＝前屈運動）
で改善

壁ドン反らし体操
（＝後屈運動）
で改善

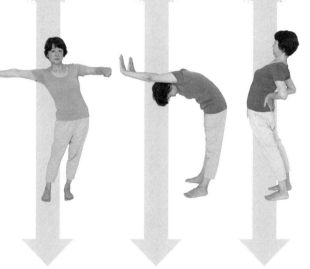

側方改善型

前屈改善型

後屈改善型

壁位なら狭窄部位に的確なアプローチができる

一般的な体操には、座ったり、立ったり、寝たりといった体位による違いがあります。痛みナビ体操は、壁を使った〝壁位〟という体位が基本です。壁位での体操は次の理由から基本体位にしています。

①荷重位でできる
②強度の調節がしやすい
③壁にもたれるので、安定する
④壁さえあれば、どこでもできる
⑤壁で骨盤を固定できる

日常生活で腰に体重がかかったときの痛みを改善しなければ意味がありません。そのために体操は、**体重が腰にかかった状態（荷重位）でおこなうことが大切**で、寝た状態（臥位）での体操は腰椎に荷重がかからないので第一選択にはなりません。

そのため、痛みナビ体操では、壁位以外の体操をバリエーション体操として位置づけています。壁位の基本体操をおこなうと痛みが強すぎたり、改善しないときのみおこなってください。

痛みの診断タイプ、治療体操は間違いないのに、症状が思うように改善しない場合、壁位の体操では腰椎の問題部位が動いていない可能性があります。

たとえば、第４腰椎と第５腰椎の間の脊柱管の狭窄が痛みやしびれの原因になっているのに、第２腰椎や第３腰椎ばかりが動いてしまって、肝心の第4腰椎と第5腰椎の間が動いていないことがあります。これは**痛みやしびれを発する問題部位では、椎間板や椎間関節などの組織が硬くなって動きが悪くなりがち**だからです。

壁位の体操では思うように問題部位が動かず、効果も得られないことがあるのです。

そこで、脊柱管の狭窄を招いて痛みやしびれを引き起こしている問題部位を的確に動かすために、硬式テニスボールをイボ付き軍手に入れた**軍手ボール**を活用します。硬式野球ボールや軟式テニスボールなどを使ってみましたが、硬式テニスボールの大きさと固さと弾力性が、背骨を適度に支えることにもっとも適していました。しかも硬式テニスボールは、日本中どこでも手に入るすぐれたアイテムです。

しかし、硬式テニスボールを腰の治療に用いるには、欠点もあります。

ボールを背骨に当てたときに、ずれやすいのです。背骨を支える支点がずれては、治療になりません。そこで滑り止めの付いたイボ付き軍手の中にボールを入れることを思いつきました。イボ付き軍手も、日本中どこでも手に入るアイテムです。

壁を背にして立ち、軍手ボールを、腰椎の問題部位に当てて、軍手ボールを支点にして腰椎を局所的に動かす体操が軍手ボール体操です。壁に軽く寄りかかるときの上体の圧力で、腰椎を構成する椎骨を1つずつ押していき、圧痛を感じた部位が、腰椎の問題部位と考えられます。

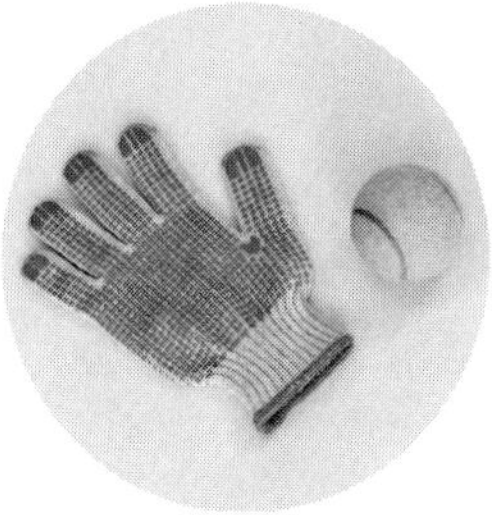

その問題部位に軍手ボールを当てて支点をつくり、痛みの型に応じて腰椎を適した運動方向に動かします。ひずみが生じて動きが硬くなった部位の動きをよくする効果が期待できます。

側方改善型
なのに……

お尻ずらし体操で
改善しない

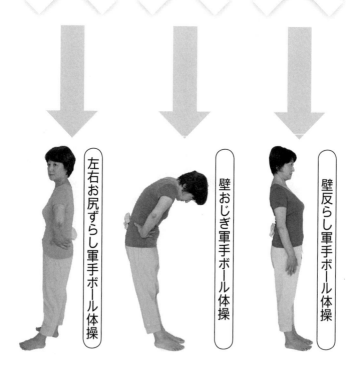

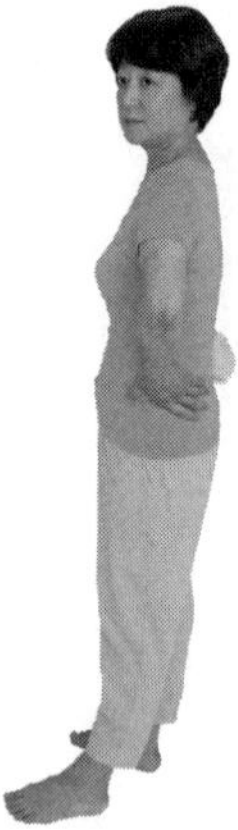

左右お尻ずらし軍手ボール体操

前屈改善型
なのに……

壁ドンおじぎ体操で
改善しない

壁おじぎ軍手ボール体操

後屈改善型
なのに……

壁ドン反らし体操で
改善しない

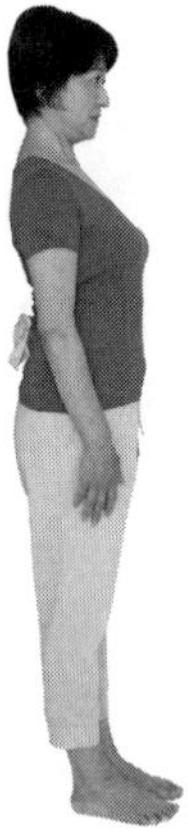

壁反らし軍手ボール体操

体操はまとめておこなっても効果は薄い

体操は1日1回まとめておこなっても、あまり効果がありません。**1日のうちで、均等に決められた回数をこなすことが理想です。**そのためには日常生活でおこないやすい体位であることが大切です。

とくに臥位の体操は一般的に回数をこなすのが難しいので、ほかの体位で効果が得られないときに限られます。

体操の強度調節

体操の強度は体位のほかにも、呼吸、肢位、回数によって調節することが可能です。強度調節のポイントを説明しましょう。

1 呼吸

体が動く範囲のことを可動域と言います。可動域いっぱい（最終可動域）まで動かしたほうが、体操効果をはっきりと出せることが多いので、まずは**可能な範囲で最終可動域まで動かすことをめざしていきます**。

誤解のないように言っておきますが、痛みナビ体操は筋トレではありません。筋肉を緊張させてしまうと、逆に背骨が硬くなって可動域が狭くなることが多いのです。そこで筋肉が緊張してうまく腰を動かせない人には、力を抜くようにアドバイスします。それでも力が抜けないときは、深呼吸するように指導します。

①各体操で壁位の姿勢を取る。
②大きく深呼吸をして、息を吐く。
③腰からお尻の力を抜いて、最終可動域まで腰を動かす。
④その姿勢を２～３秒保ったら、元の姿勢に戻る。

体操が強すぎて、かえって痛みが強くなることがあります。そのようなときは、体操の動きを最終可動域の手前（中間可動域）で終わらせることで、運動の強度を弱くすることができます。

①各体操で壁位の姿勢を取る。
②途中の中間可動域で各体操の動きを終わらせる。
③その姿勢を2～3秒保ったら、元の姿勢に戻る。

2 肢位

体操のときの手足の位置（肢位）を変えることにより、腰椎への体操強度を調節することができます。肢位の調整は体操ごとに異なりますが、壁反らし体操で説明します。

運動強度を強めて腰を反らせたいときには、足を壁から離すようにします。それによって腰に重力が加わり、より腰を反らせることができます。

反対に腰を反らせる力を弱めたいときは、足を壁に近づけるようにします。それによって腰に加わる重力が減り、より腰を反らせる強度を弱めることができます。

3 回数

体操の回数を変えることにより、腰椎への体操強度を調節することができます。回数の調整には下記の3つのやり方があります。

①1セット中の反復回数

通常は10回／1セットです。強度を強めるときには15～20回／1セットにすることもあります。強度を弱めるときは、5回／1セットくらいにします。

②1日のセット数

通常は5～6セット／1日（2～3時間おき）ですが、強度を強めるときには10～15セット／1日（1時間おき）にすることもあります。強度を弱めるときは、1～2セット／1日（朝晩）にします。

③体操をおこなう期間

短時間で反応が出にくいときに、ある一定の期間体操をおこなって反応をみることがあります。

自宅で正しく体操ができていれば、その場でおこなった体操の反応よりも、1週間や1ヵ月続けて体操をおこなった結果のほうが、より信頼できる情報になります。

痛みナビ体操の全体図

診断		治療				
10回×1セット		基本体操	応用体操	バリエーション体操		
壁ドン反らし体操	後屈改善型	壁ドン反らし体操 壁もたれ反らし体操	壁反らし 軍手ボール体操	座り反らし体操	立ち反らし体操	腕立て反らし体操
壁ドンおじぎ体操	前屈改善型	壁ドンおじぎ体操 壁もたれおじぎ体操	壁おじぎ 軍手ボール体操	座りおじぎ体操	立ちおじぎ体操	ひざ抱え体操
お尻ずらし体操	側方改善型	右お尻ずらし体操 左お尻ずらし体操	右お尻ずらし 軍手ボール体操 左お尻ずらし 軍手ボール体操			

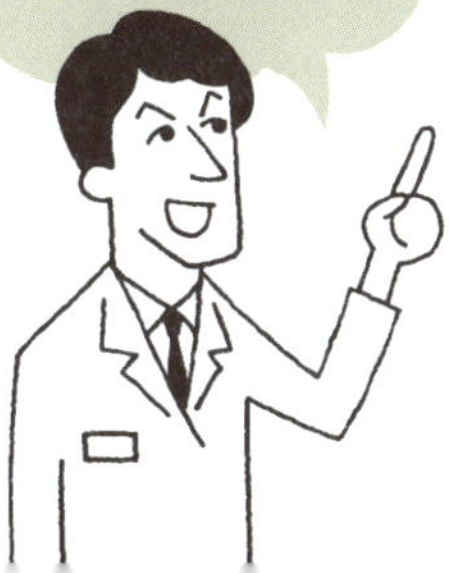

体操前の注意点

まとめておこなっても効果は薄い

体操は１セット（10回）を５〜６セットが目安です。一度にまとめておこなっても効果は薄いので、均等に決められた回数をおこないましょう。

呼吸、肢位、回数で強度を調節する

筋肉を緊張させず最終可動域まで動かせるよう、呼吸法を実践しましょう。また体操によって痛みが強くなる場合には、強度が高すぎます。動きを中間可動域で終わらせたり、手足の位置を変えたり、回数を変えることで強度を調節しましょう。

一定期間おこなう

反応が出にくい場合も、一定期間は体操を続けましょう。１ヵ月続ければ体操が適正か信頼できる情報が得られます。

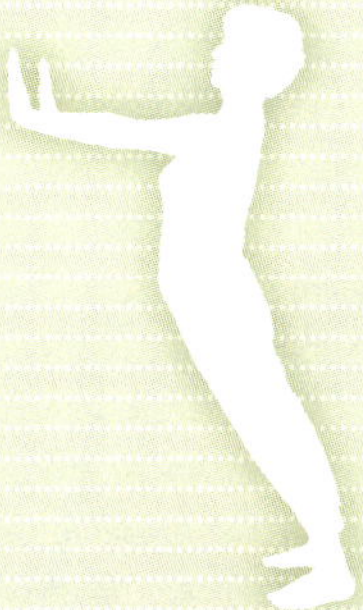

後屈改善型の体操

［後屈改善型］の基本体操

壁ドン反らし体操

2種類の基本体操があります。試した感じでどちらか適している体操を選んでください。

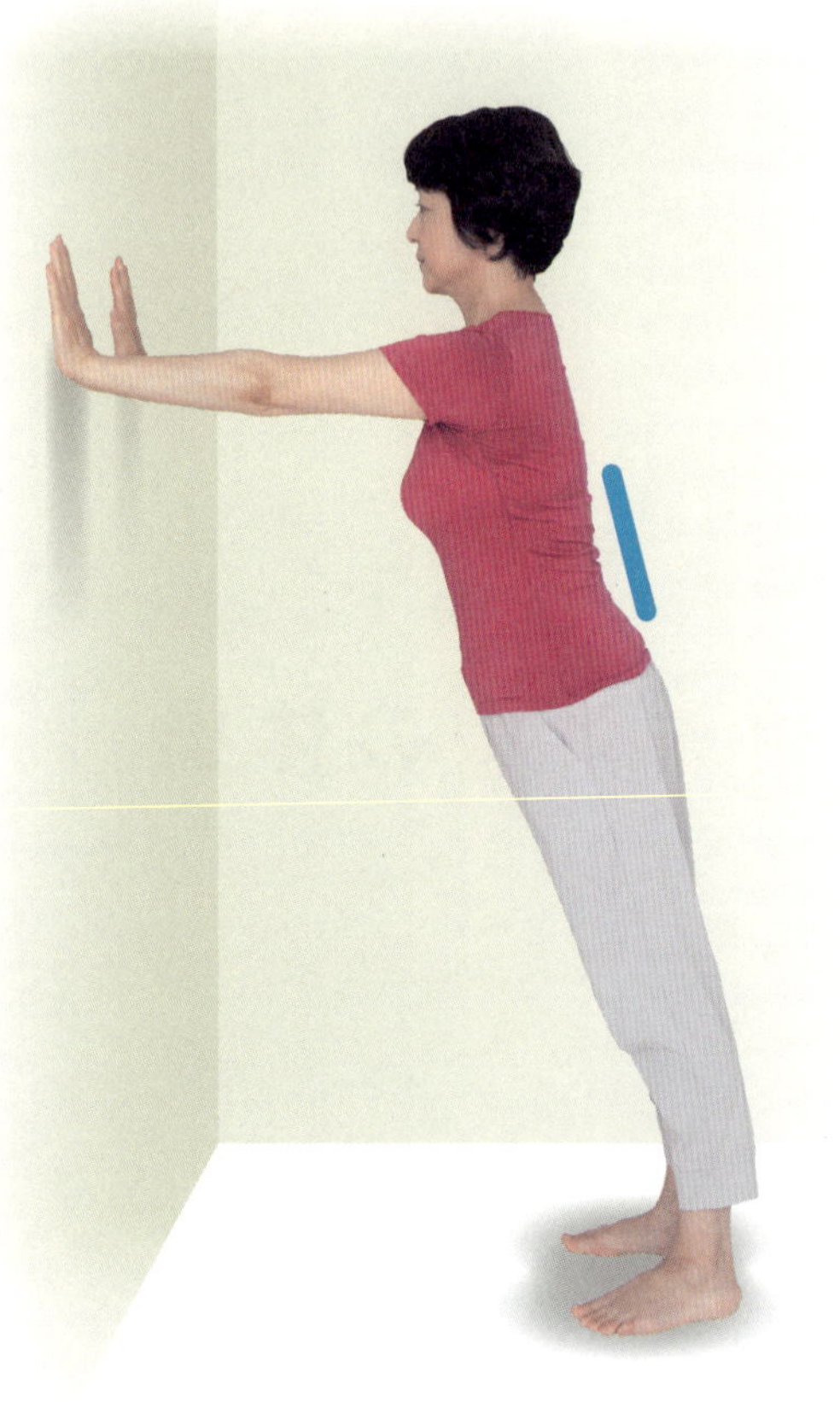

1 壁に向かって半歩〜１歩離れて、両手をついて立つ（両足を腰幅に）。

1セット 10回
1日 5〜6セット（2〜3時間おき）

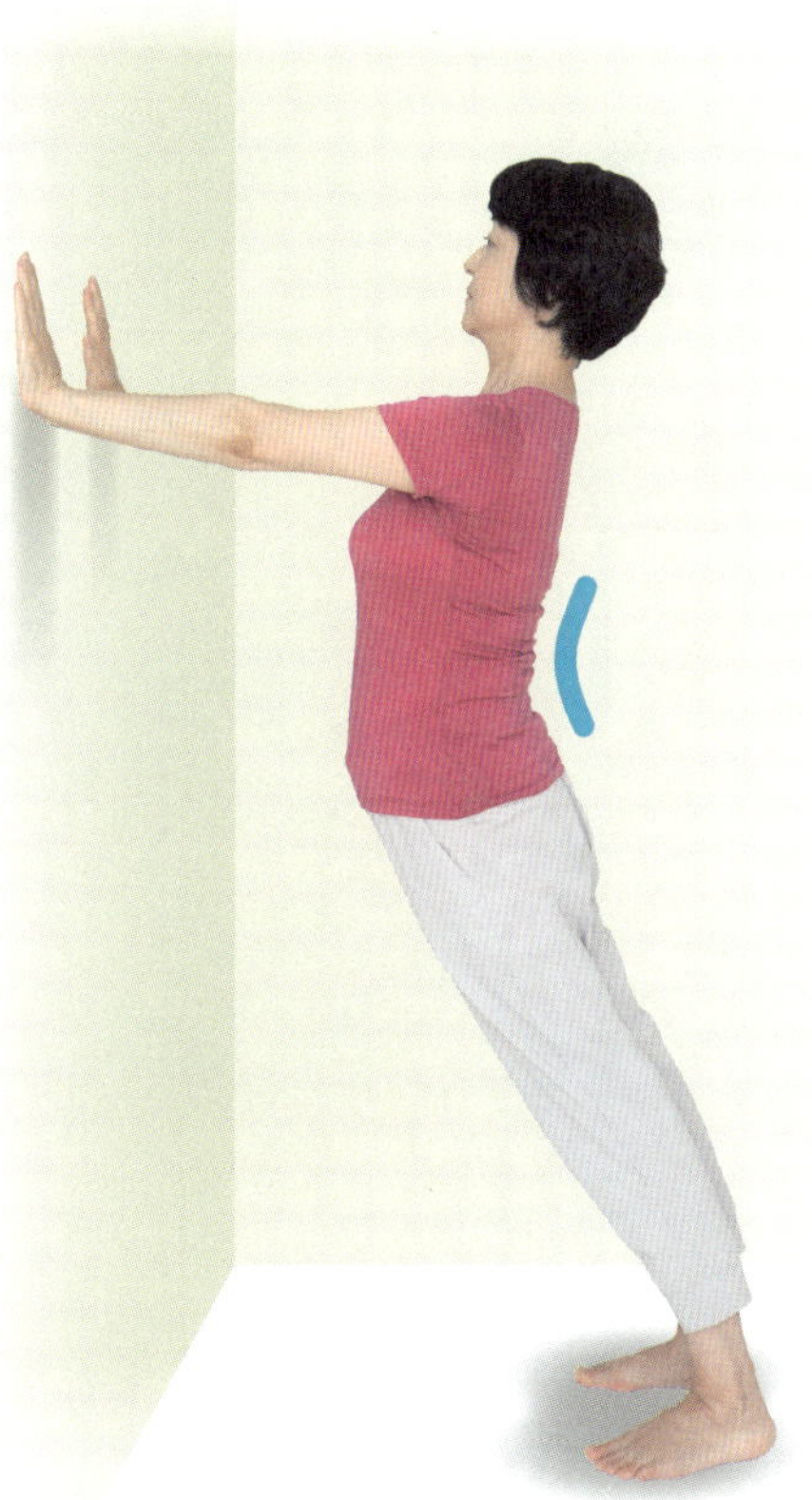

2 両肘を伸ばしたまま、腰をできるだけたわませた姿勢を2〜3秒保ったあと腰の姿勢を元に戻す。

2 種類の基本体操があります。試した感じでどちらか適している体操を選んでください。

［後屈改善型］の
基本体操

壁もたれ反らし体操

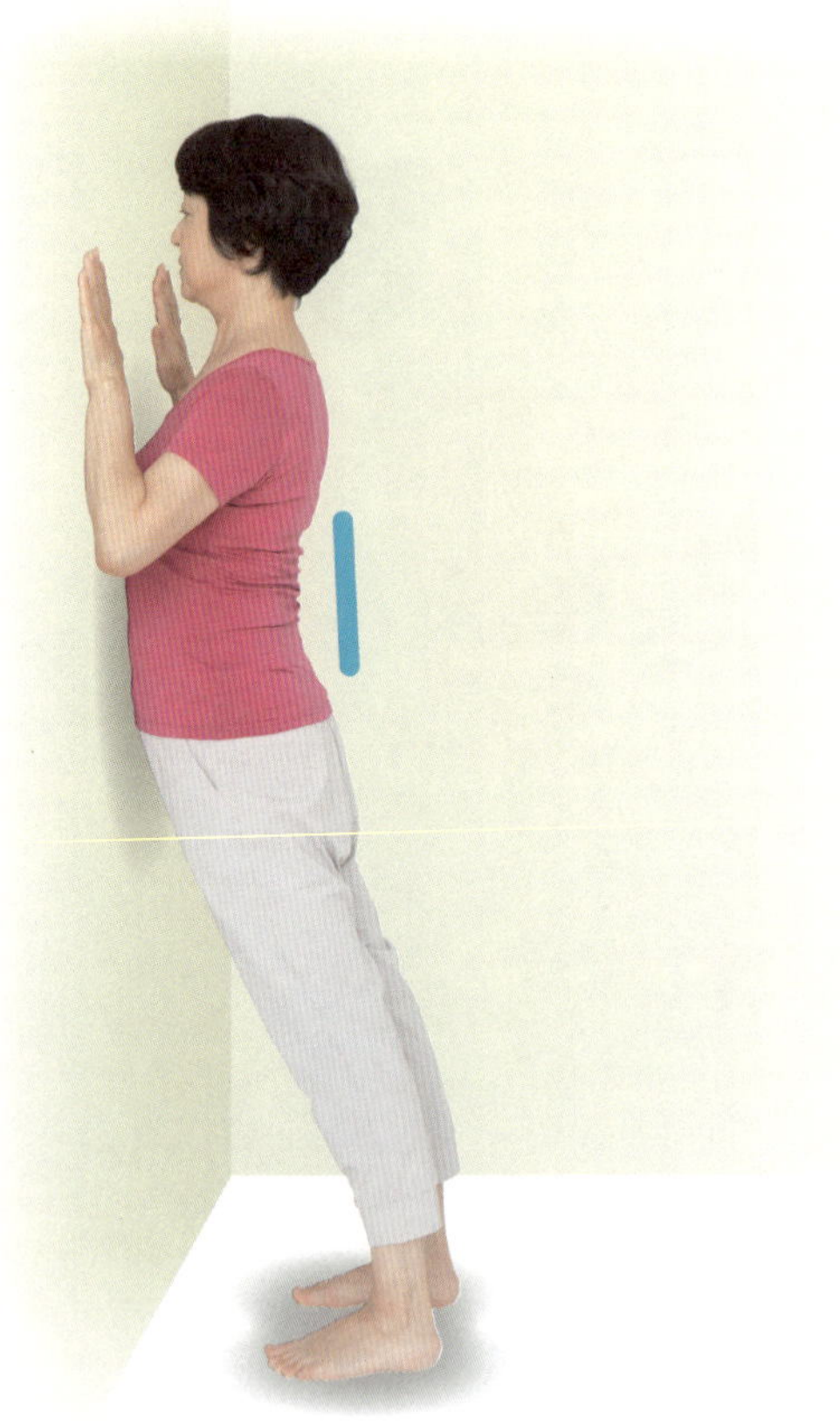

1 壁に向かって半歩〜1歩離れて、両足を腰幅に開いて立って上半身を壁にもたれる。

1セット　**10回**

1日　**5〜6セット**（2〜3時間おき）

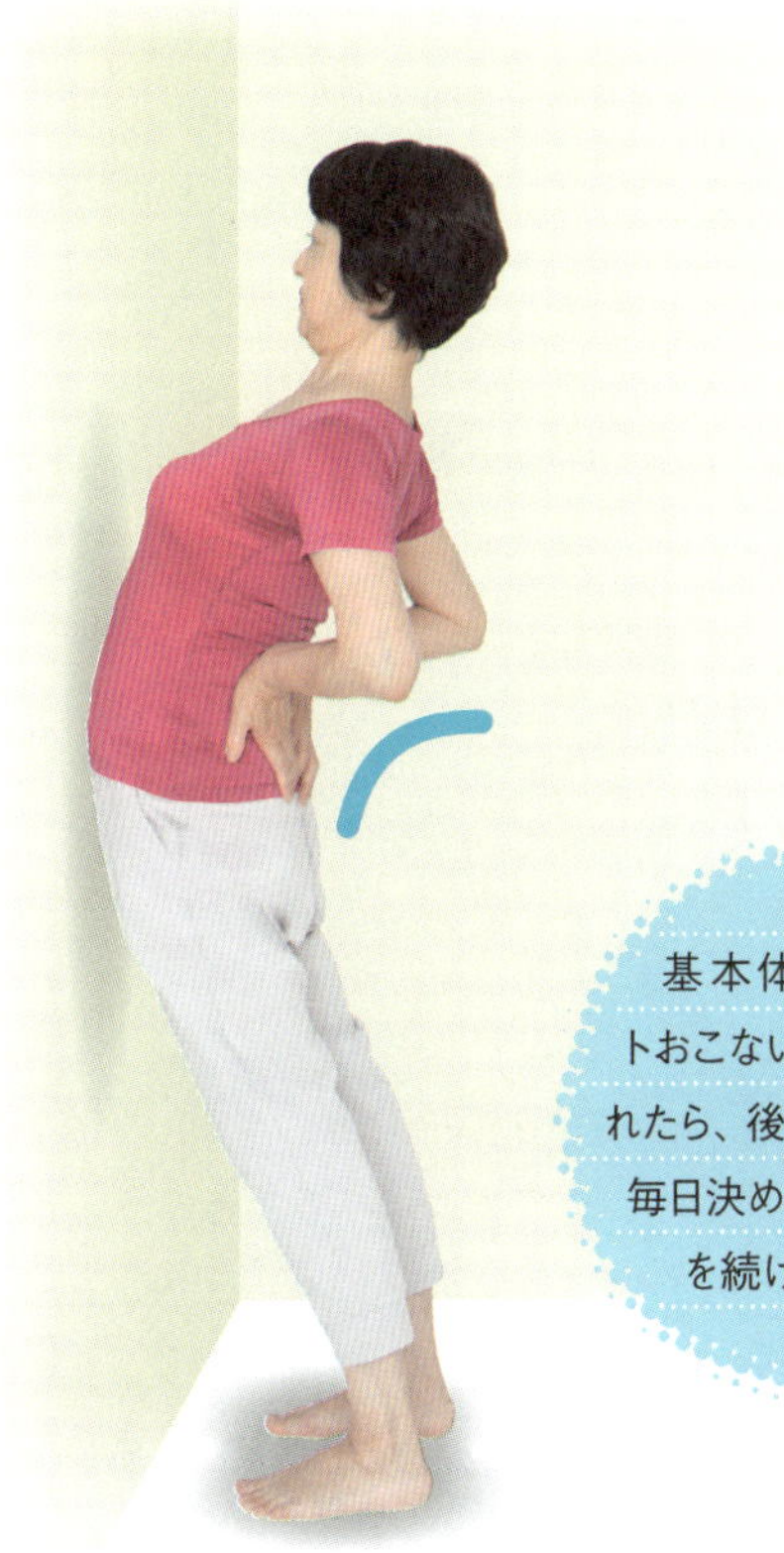

基本体操を1セットおこない、改善がみられたら、後屈改善型です。毎日決められたセット数を続けましょう。

2　両手を腰に当て、下腹を壁に密着させたまま上体をゆっくりと後ろに倒す。腰をできるだけ反らして2〜3秒保つ。上体を元に戻す。

［後屈改善型］の応用体操

壁反らし軍手ボール体操

壁反らし体操でなかなか症状が改善しないときは、軍手ボールで圧痛を感じる腰椎の問題部位に軍手ボールを当てて、より強力に後屈運動をおこなう壁反らし軍手ボール体操を試してみます。

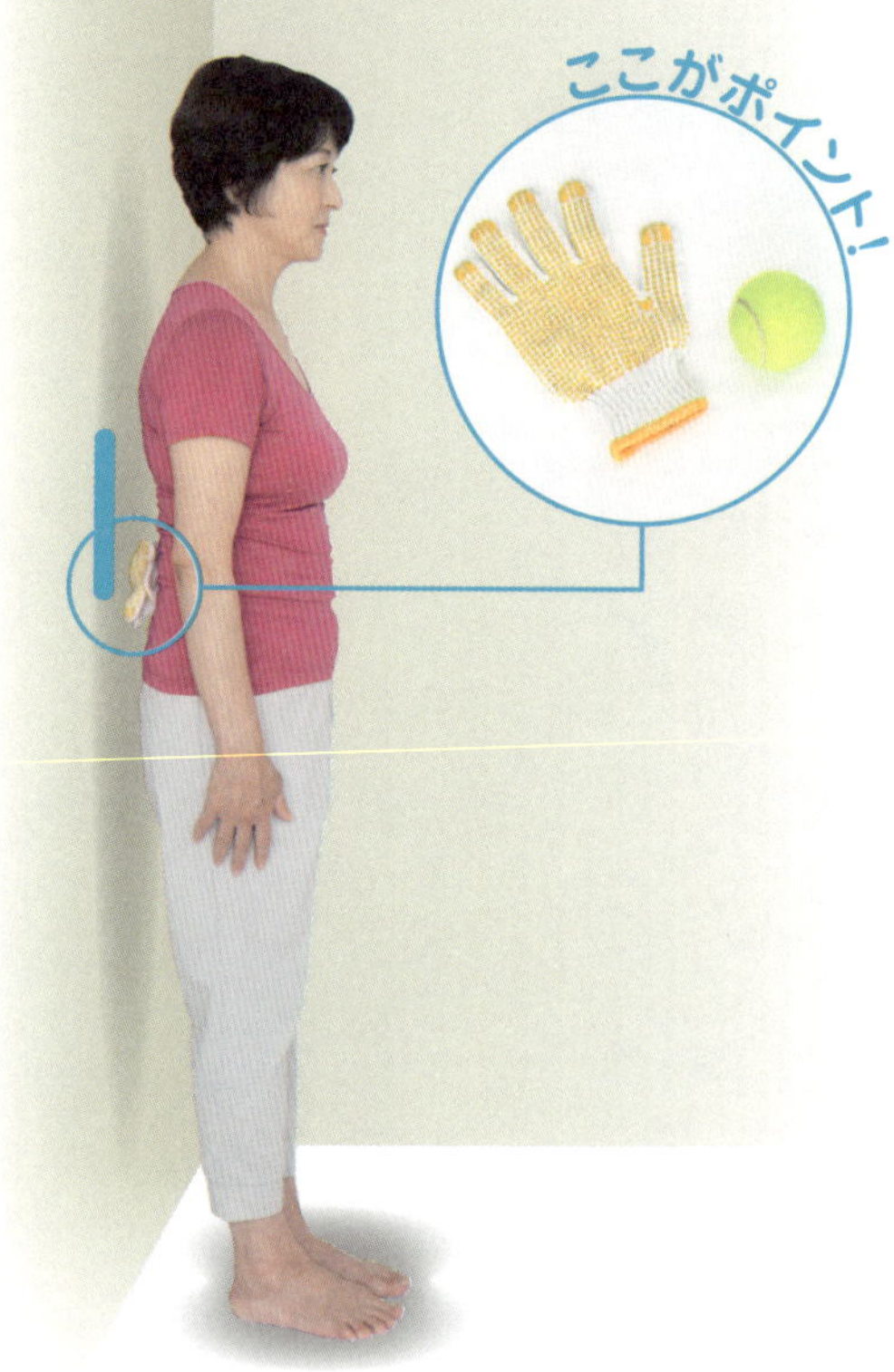

1 壁を背に半歩〜1歩離れて、両足を肩幅に開いて立つ。

1セット **10回**

1日 **5～6セット（2～3時間おき）**

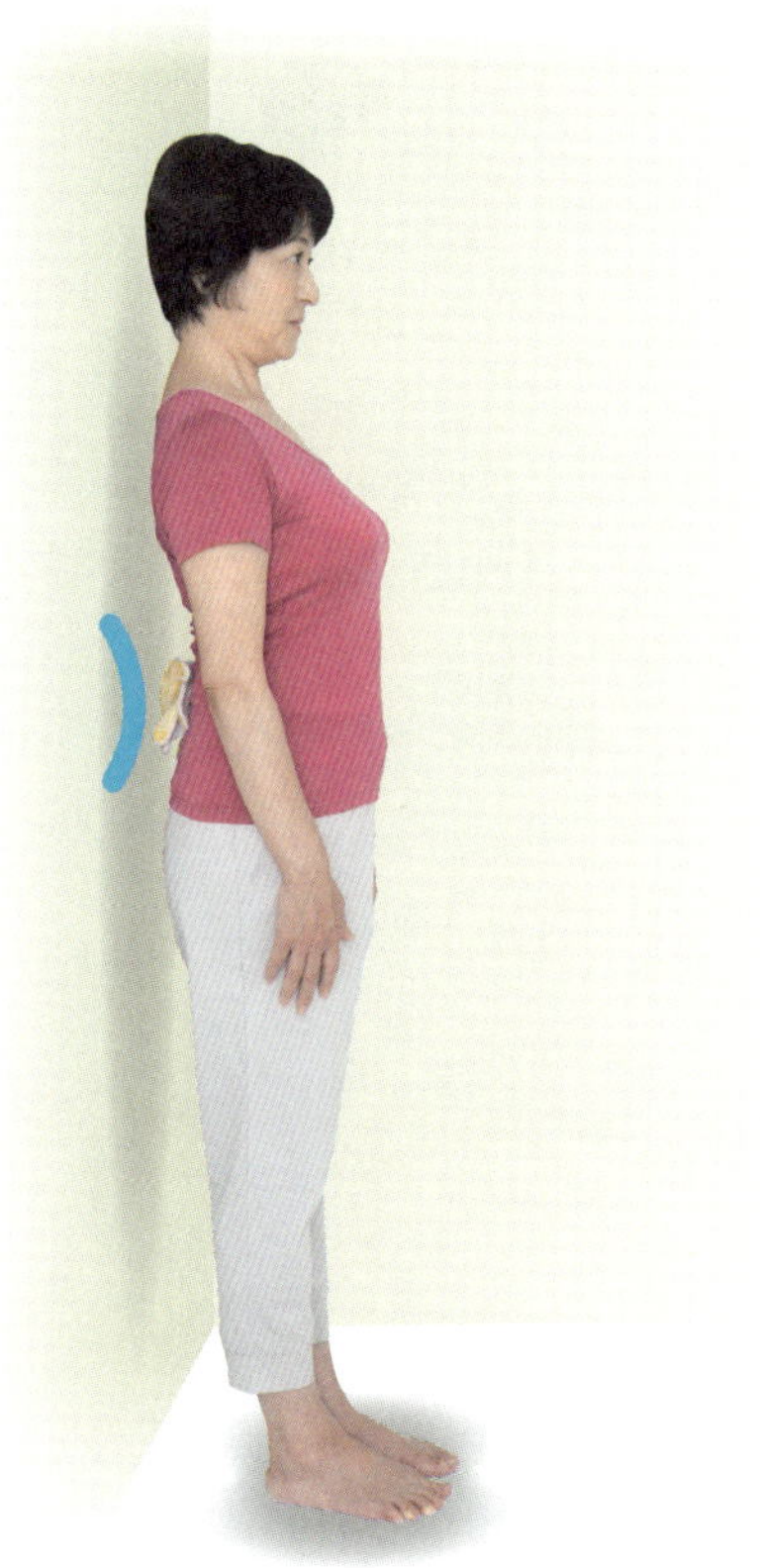

2

軍手ボールを腰椎に当てて、ゆっくりと腰を反らして2～3秒保つ。腰を元のまっすぐな状態に戻す。

［後屈改善型］の
バリエーション体操

座り反らし体操

基 本体操では負荷が強すぎるときにおこないます。荷重下ででき、座り仕事でもおこないやすい体位ですが、強い反らし刺激を加えることができません。

1

椅子に腰掛けて、骨盤に両手を当て、骨盤を前に傾けるようにして、ゆっくりと腰を反らせていく。

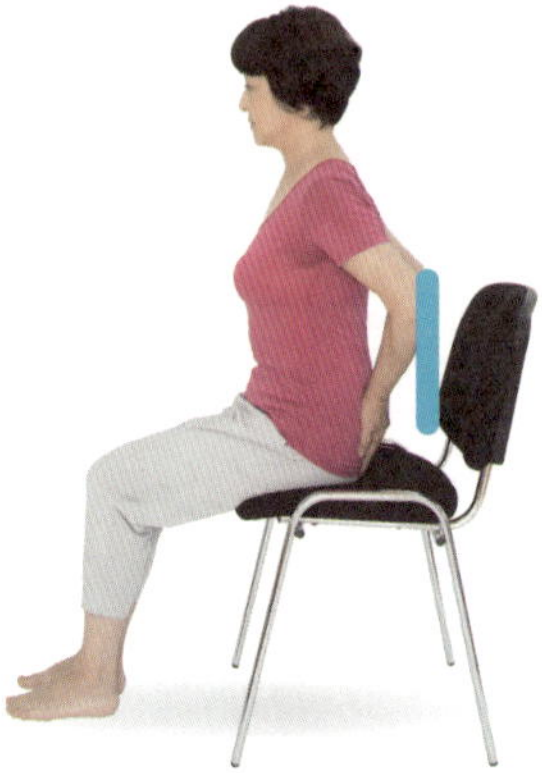

2

いけるところまで反らしたら、2～3秒保ち、ゆっくりと上体をまっすぐに戻して、元の姿勢になる。

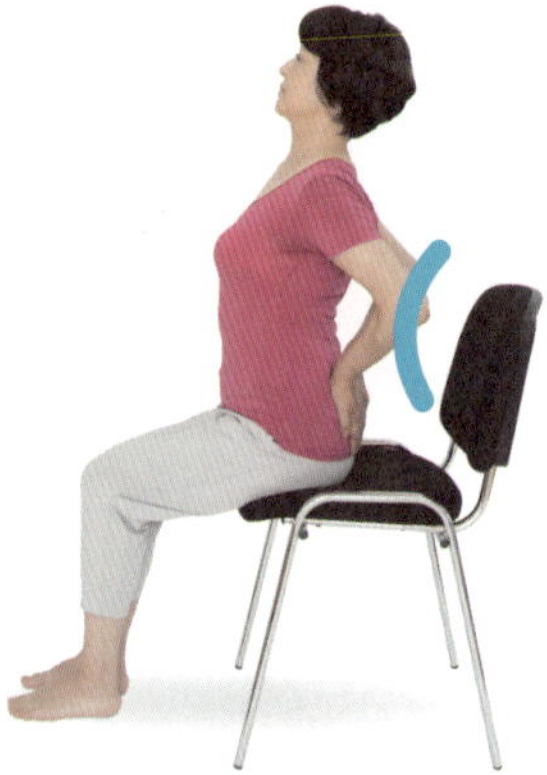

1セット 10回
1日 5～6セット（2～3時間おき）

〔後屈改善型〕のバリエーション体操

立ち反らし体操

場所を選ばずにできる体操ですが、不安定になることがあるので、とくに高齢者では注意が必要です。

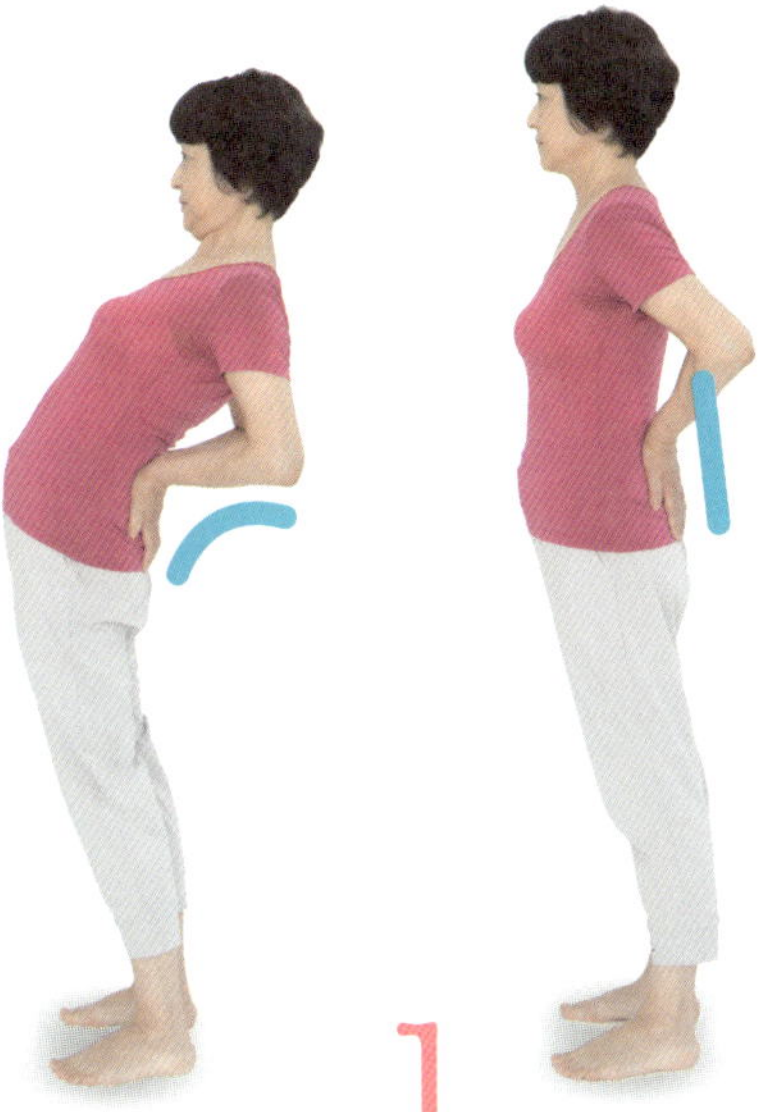

1

足を肩幅に広げて立ち、指先を下向きにして両手を骨盤に当てる。

2

手で骨盤を支えながら腰を反らせていく。いけるところまで反らしたら、2〜3秒保ち、ゆっくりと上体をまっすぐに戻して、元の姿勢になる。

1セット　10回

1日　5〜6セット（2〜3時間おき）

[後屈改善型]の
バリエーション体操

腕立て反らし体操

寝ておこなう体操なので、職場や外出先では難しく、第一選択とはしませんが、痛みが強く立位や座位での体操が難しいときにおこないます。

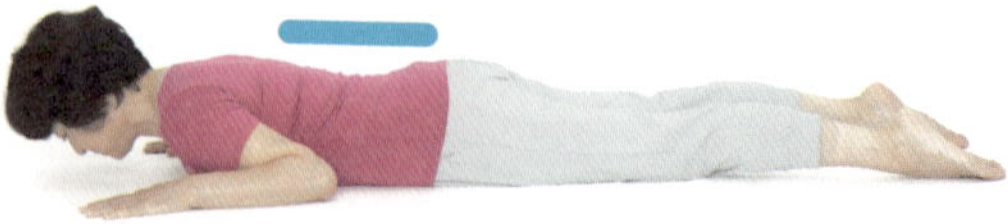

1 うつぶせに寝て、両手を肩の横に置く。足は肩幅に開く。

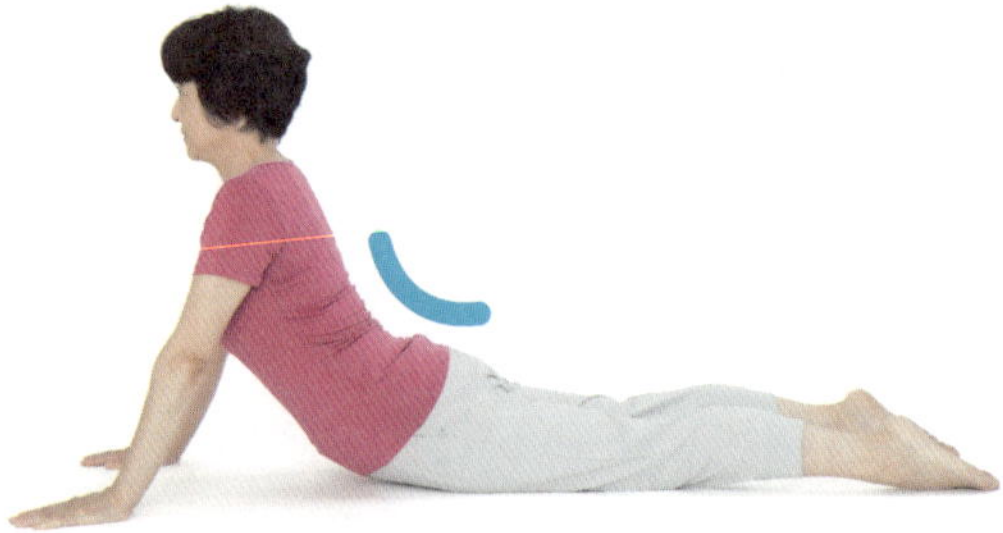

2 手の力を使って、ゆっくりと肘を伸ばしながら腰を反らせていき、いけるところまで反らしたら、2〜3秒反らしたままでいる。ゆっくりと上体をうつぶせに戻して、元の姿勢になる。

1セット 10回
1日 5〜6セット（2〜3時間おき）

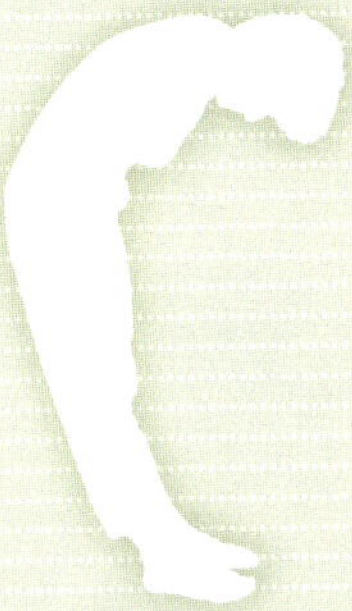

前屈改善型の体操

2 種類の基本体操があります。試した感じでどちらか適している体操を選んでください。

〔前屈改善型〕の基本体操

壁ドンおじぎ体操

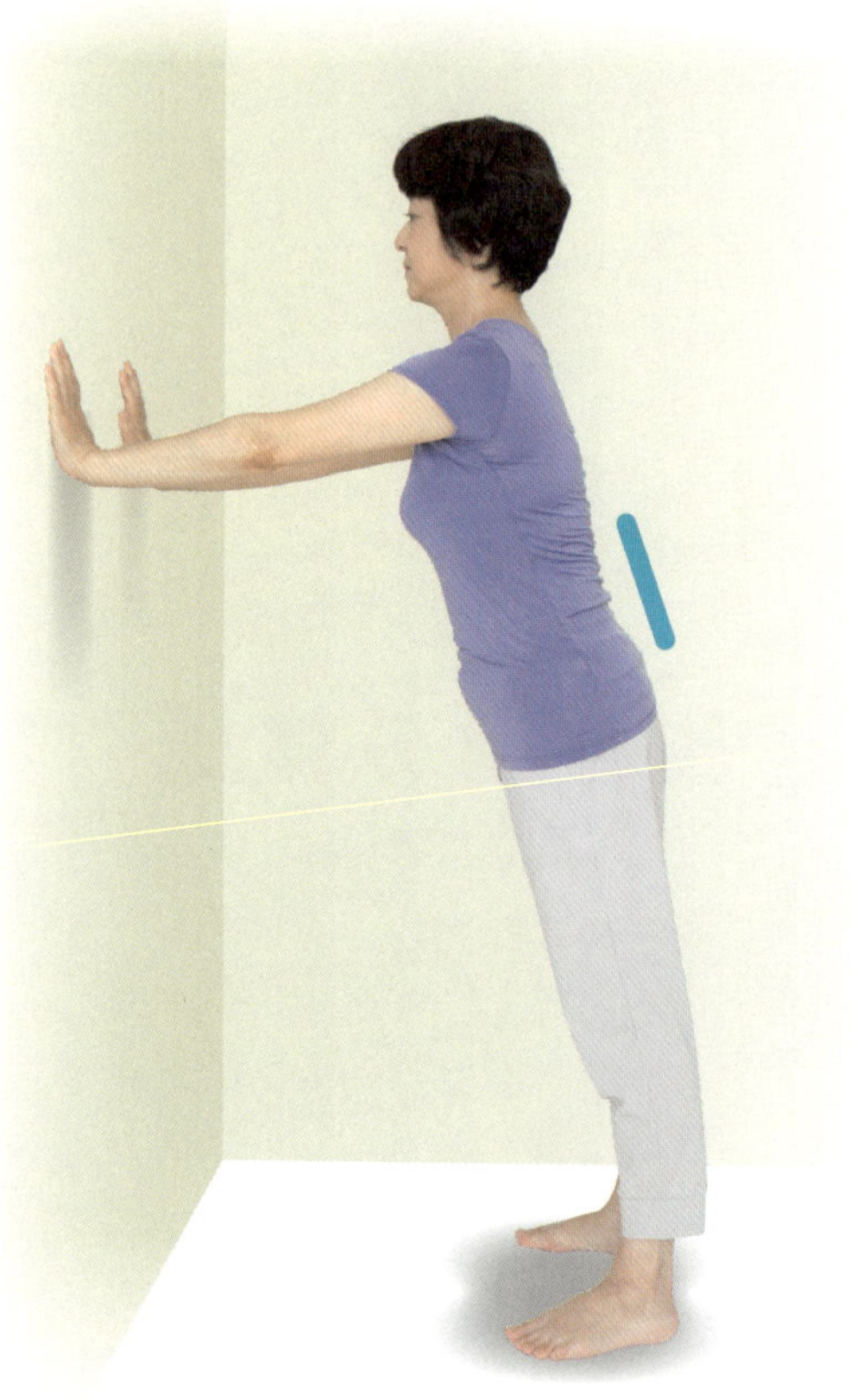

1 壁から半歩～1歩離れて両足を腰幅に開き、壁に両手をついて立つ。

1セット **10回**

1日 **5〜6セット**（2〜3時間おき）

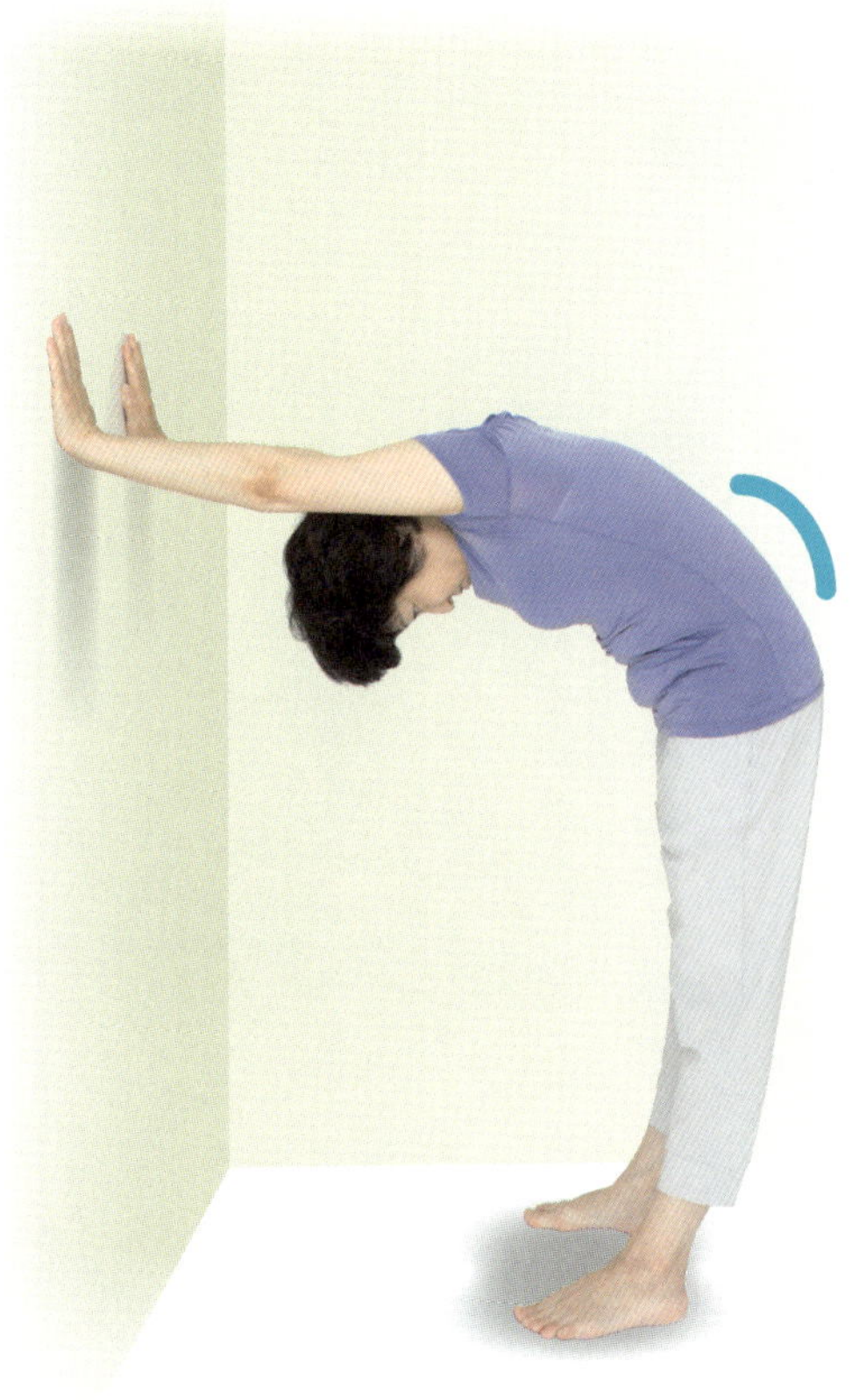

2 両手を壁に付けたまま、ゆっくりとおじぎをして上半身を前に倒す。腰を曲げた姿勢を2〜3秒保ち、ゆっくりと上半身を起こして、腰を元に戻す。

2 種類の基本体操があります。試した感じでどちらか適している体操を選んでください。

［前屈改善型］の基本体操

壁もたれおじぎ体操

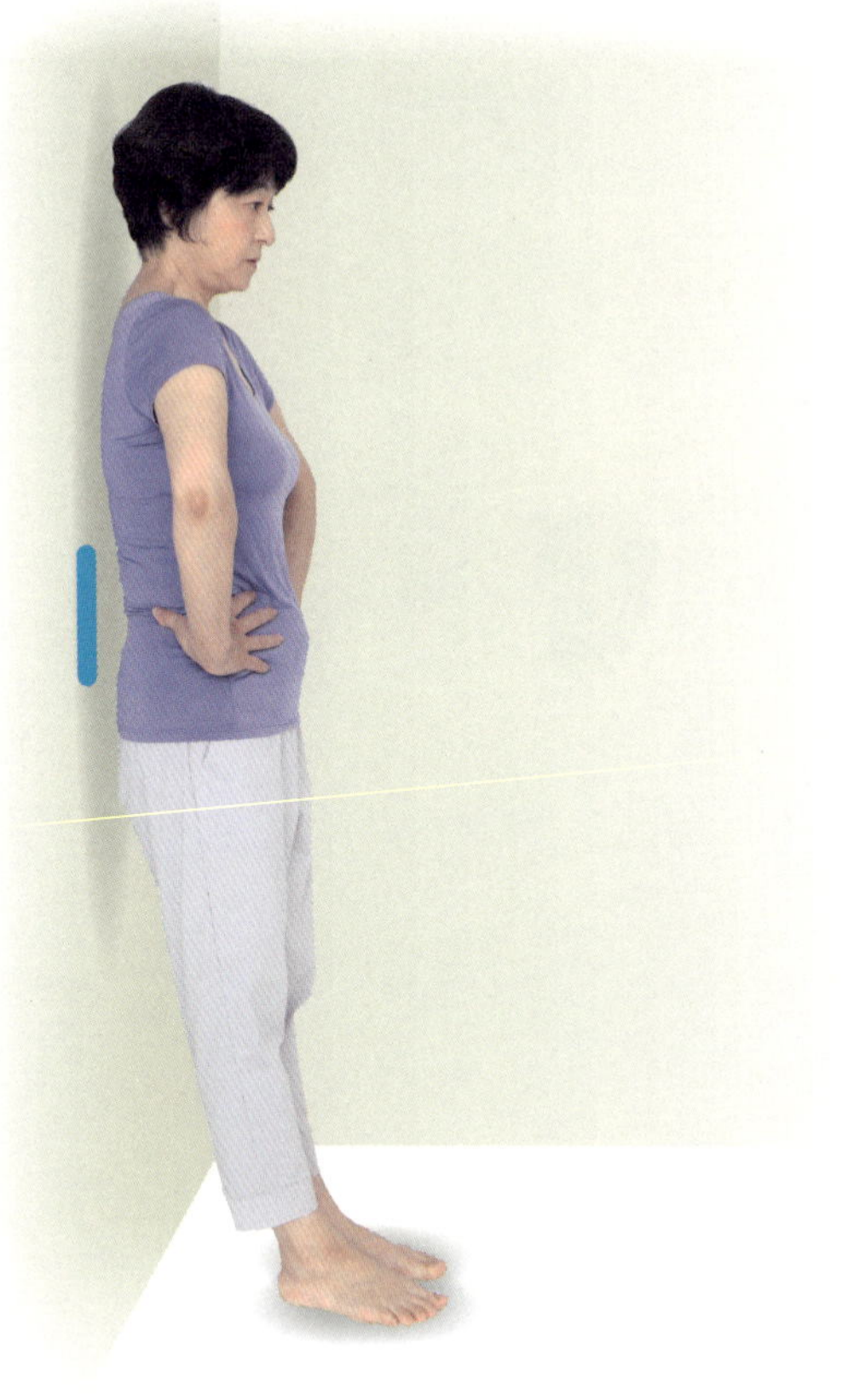

1 壁から半歩〜1歩離れて、両手を腰に当てる。両足は腰幅に開く。

1セット　**10回**

1日　**5〜6セット**（2〜3時間おき）

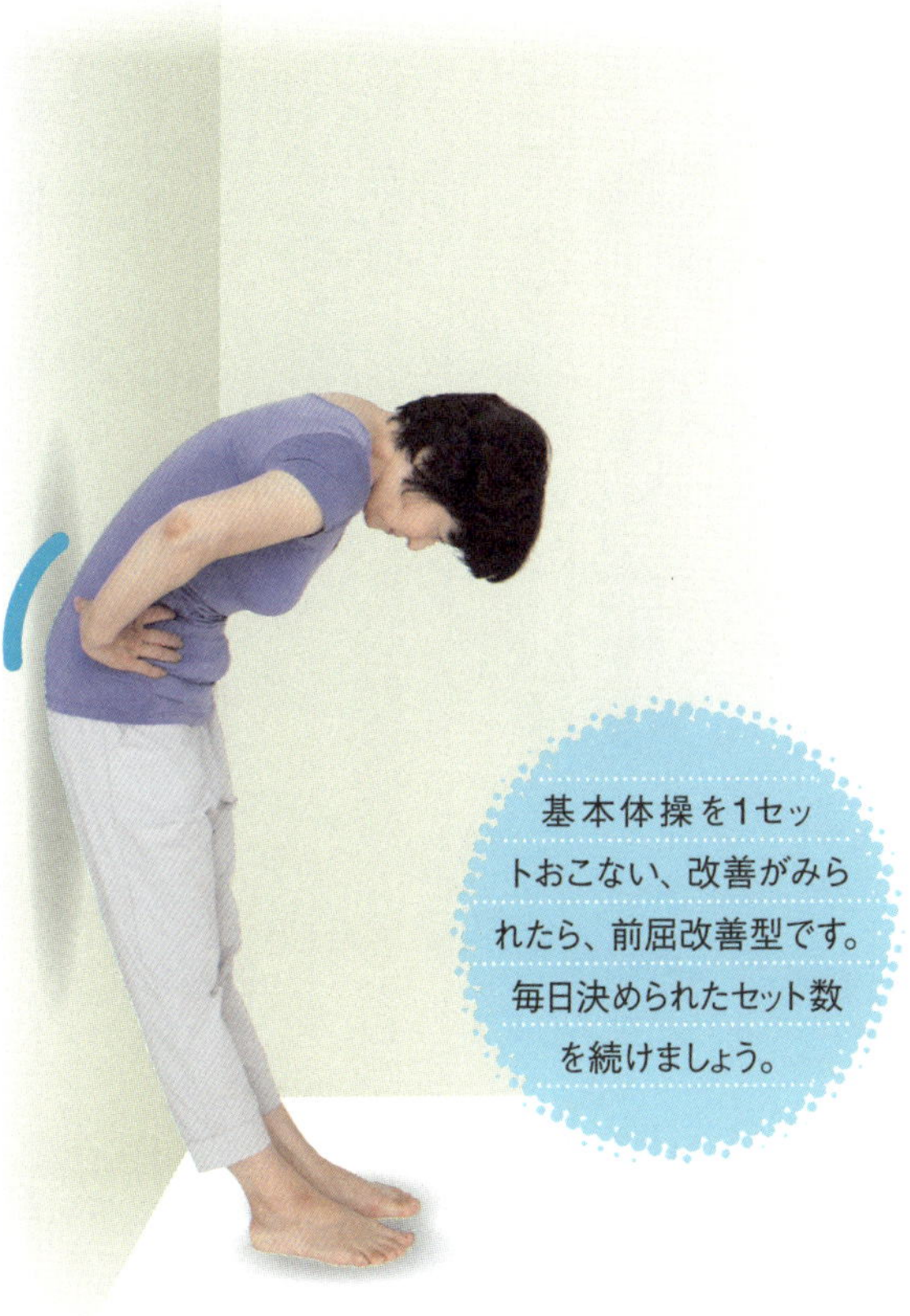
基本体操を1セットおこない、改善がみられたら、前屈改善型です。毎日決められたセット数を続けましょう。

2 骨盤を壁から離さないように注意しながら、腰を曲げた姿勢を2〜3秒保つ。ゆっくりと上半身を起こして、腰を元に戻す。

［前屈改善型］の
応用体操

壁おじぎ軍手ボール体操

壁おじぎ体操でなかなか症状が改善しないときは、軍手ボールで圧痛を感じる腰椎の問題部位に軍手ボールを当てて、より強力に前屈運動をおこなう壁おじぎ軍手ボール体操を試してみます。

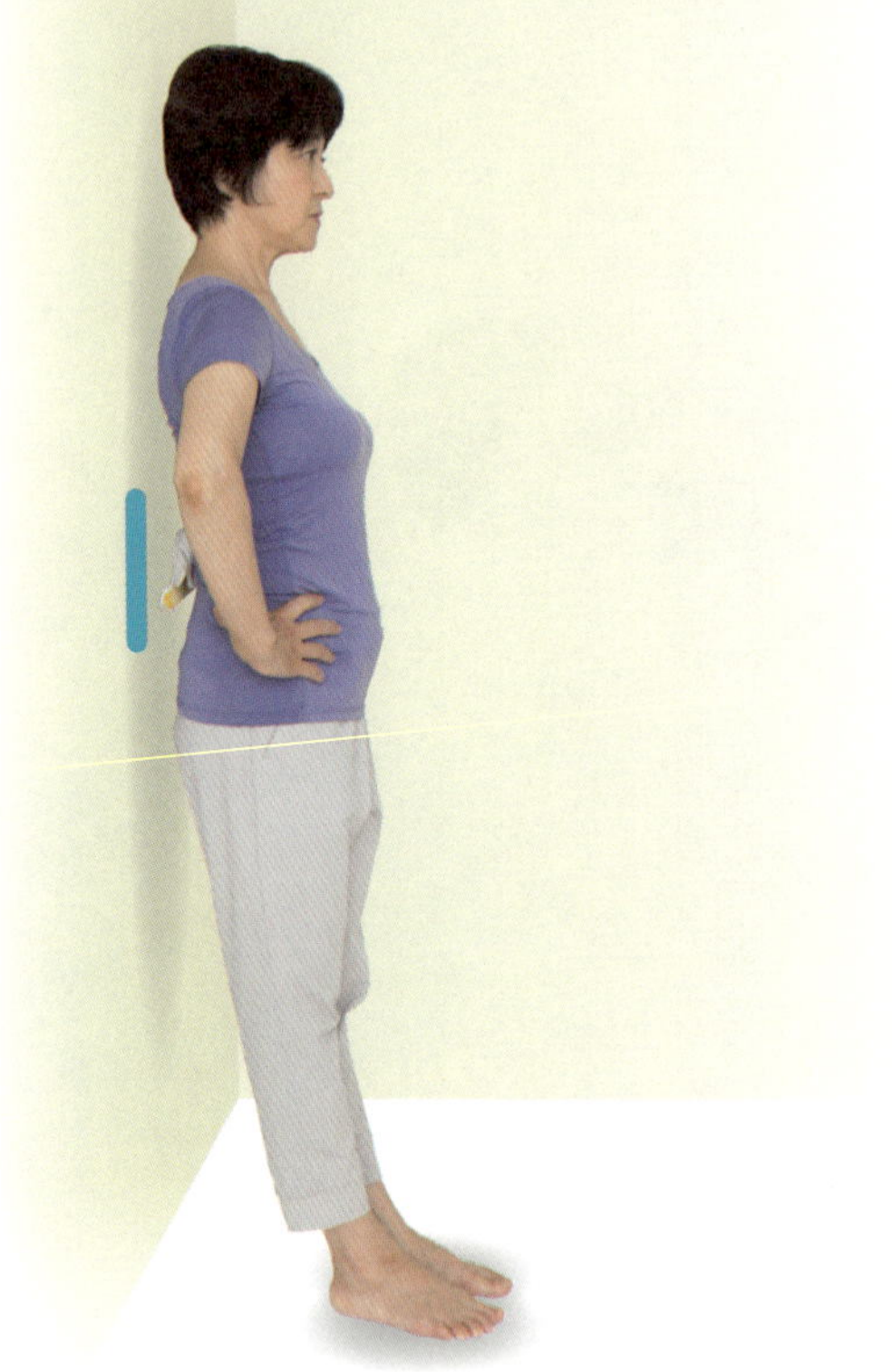

1 壁を背にして半歩〜１歩離れて、軍手ボールを腰椎に当てる（両足は肩幅）。

1セット 10回

1日 5～6セット（2～3時間おき）

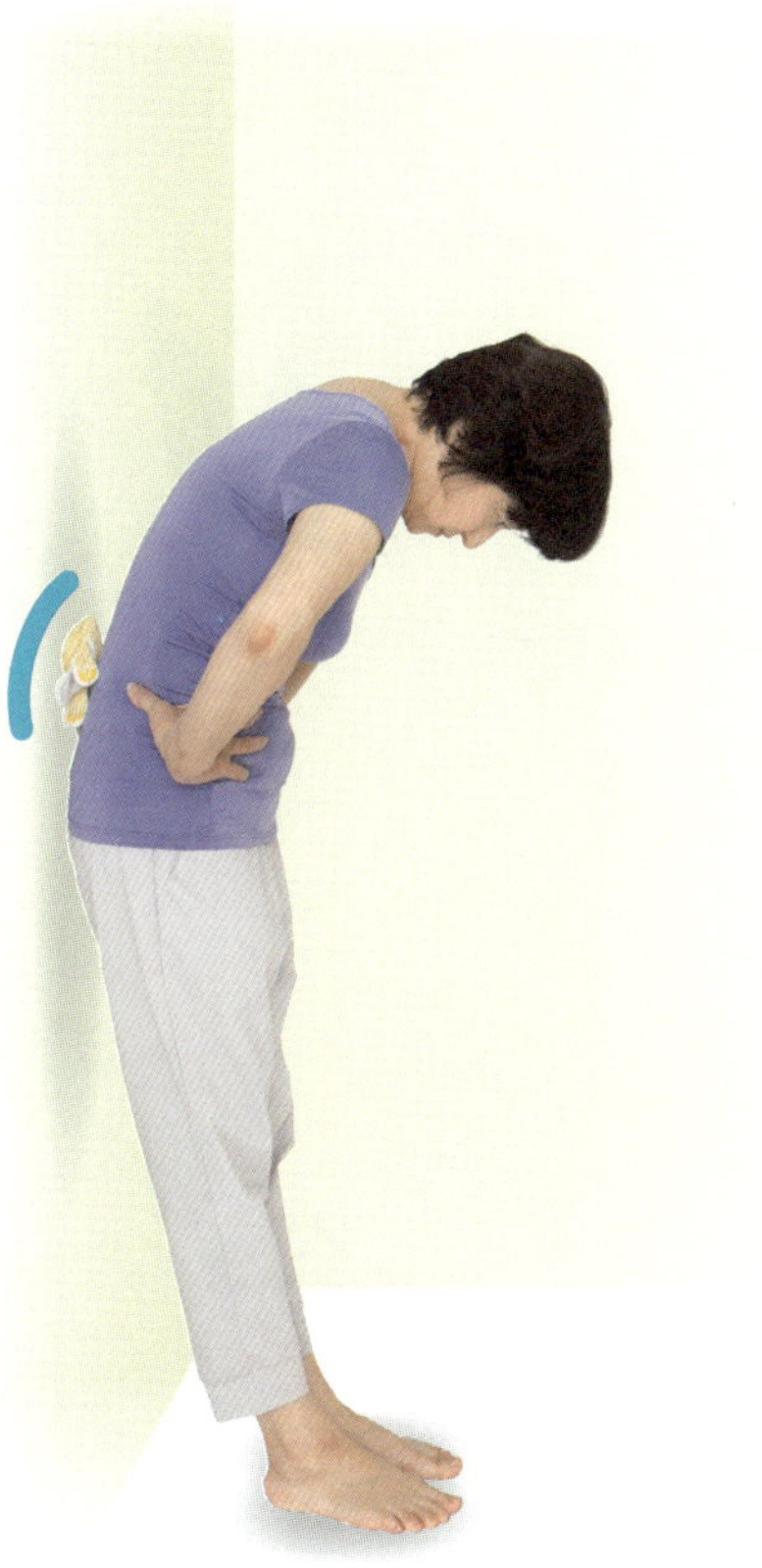

2

壁に寄りかかったままゆっくりとおじぎをする。2～3秒保つ。腰を元のまっすぐな状態に戻す。

［前屈改善型］のバリエーション体操

座りおじぎ体操

基　本体操では負荷が強すぎるときにおこないます。荷重下ででき、座り仕事でもおこないやすい体位ですが、強いおじぎ刺激を加えることができません。

1

椅子に腰掛けて両手をひざの上に置く。

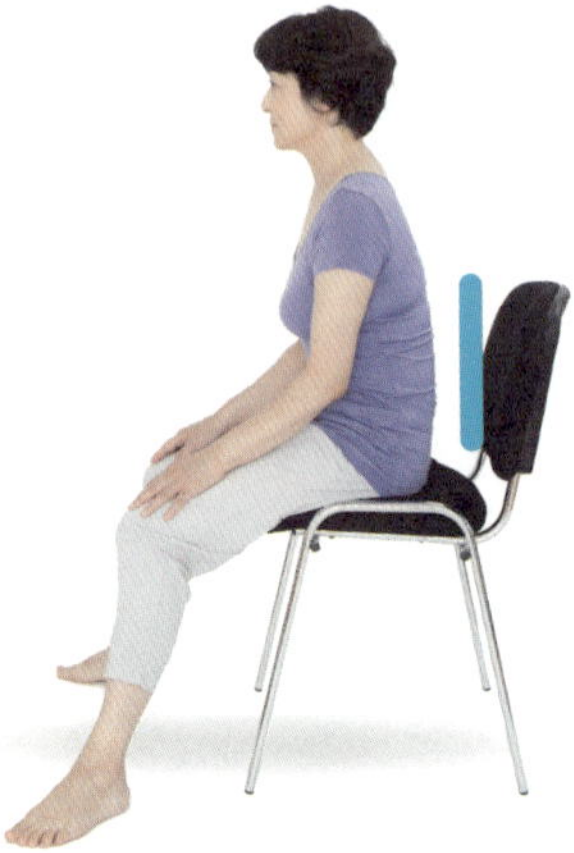

2

ゆっくりと上体を両足の間に入れて、両手で足首をつかみながら、肘を曲げて腰をさらに曲げる。いけるところまで曲げたら上体をゆっくり戻して元の姿勢になる。

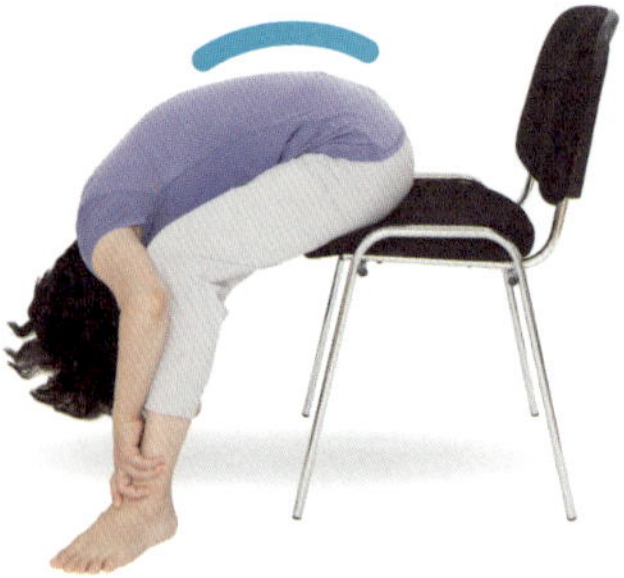

1セット　10回

1日　5〜6セット（2〜3時間おき）

［前屈改善型］のバリエーション体操

立ちおじぎ体操

場所を選ばずにできる体操ですが、刺激が強くなりがちなので、注意が必要です。

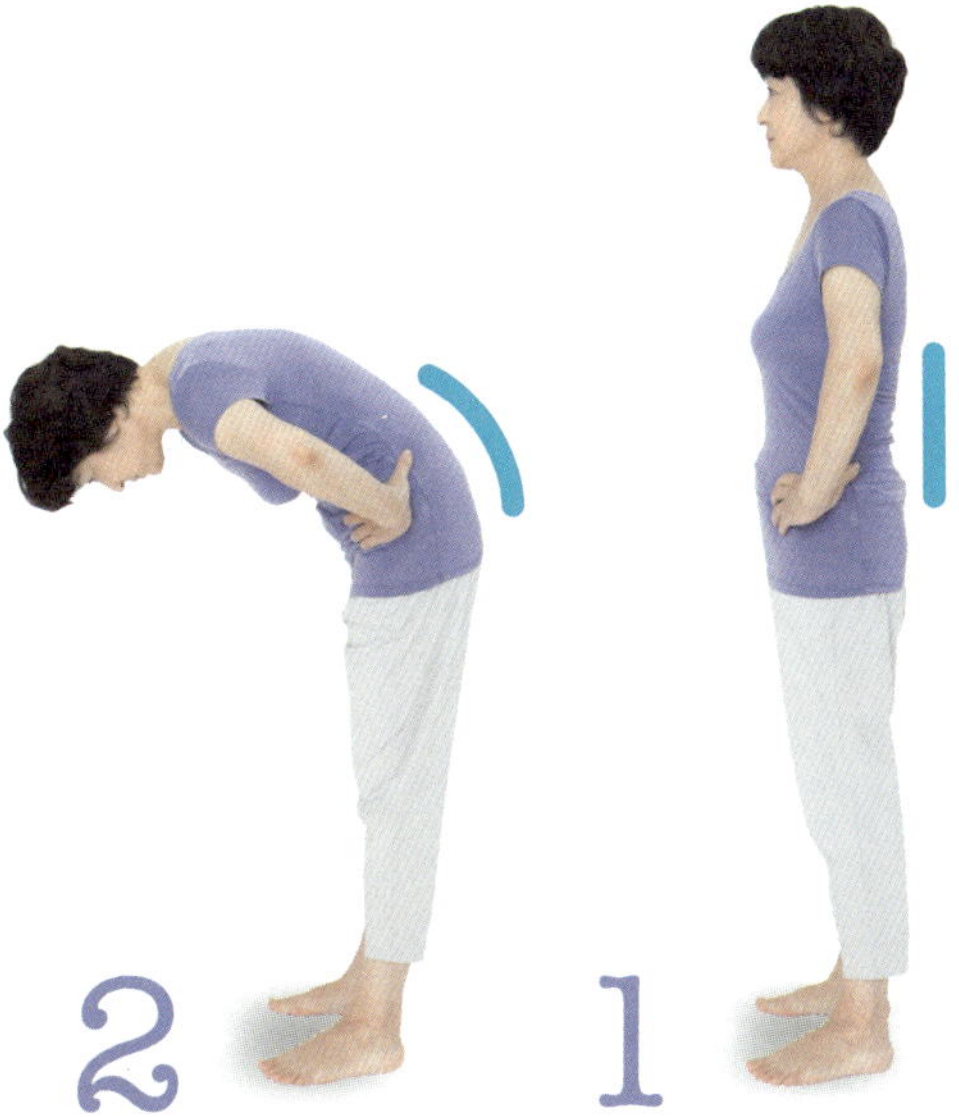

1

足を肩幅に広げてまっすぐに立ち、指先を内向きにして両手を骨盤に当てる。

2

ゆっくりとおじぎをしながら腰を曲げていき、いけるところまで曲げたら、2～3秒曲げたままでいる。ゆっくりと上体をまっすぐに戻して、元の姿勢に戻る。

1セット **10回**

1日 **5～6セット**（2～3時間おき）

［前屈改善型］の バリエーション 体操

ひざ抱え体操

非荷重位の体位であることと、体操をできる環境も限られるので、第一選択とはしませんが、痛みが強く立位や座位での体操が難しいときには効果があります。

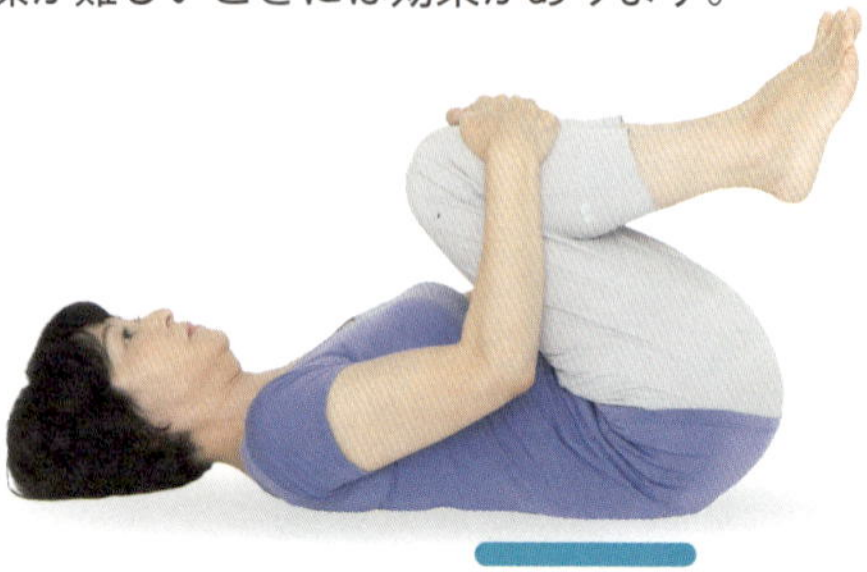

1 あお向けに寝て、両ひざを両手で抱える。

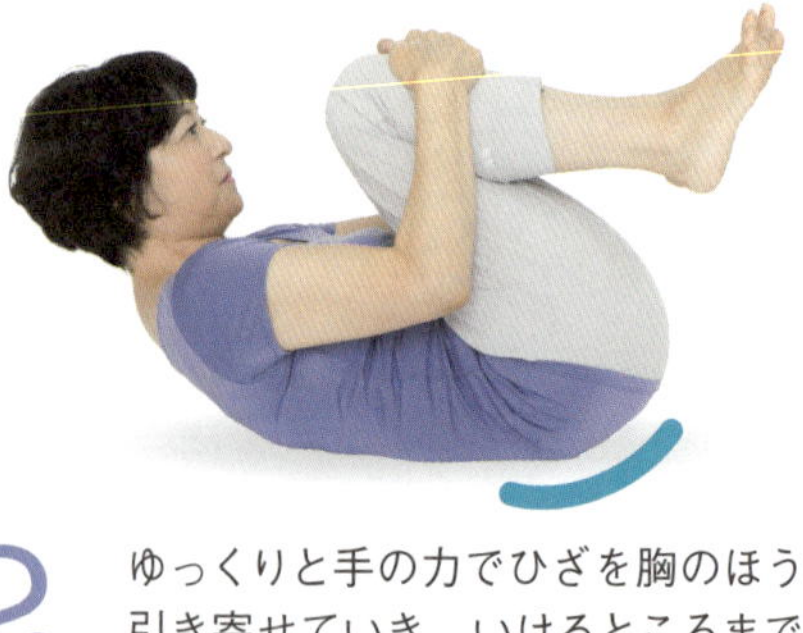

2 ゆっくりと手の力でひざを胸のほうに引き寄せていき、いけるところまで曲げたら、2〜3秒曲げたままでいる。ゆっくりと手の力を抜いて、元の姿勢に戻る。

1セット **10回**
1日 **5〜6セット**（2〜3時間おき）

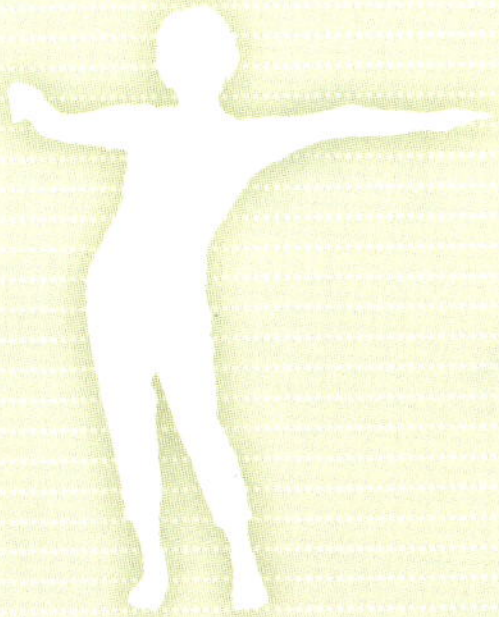

側方改善型の体操

〔側方改善型〕の基本体操

右お尻ずらし体操

左右どちらか痛みが改善する方向のみおこないます。改善方向がわからない場合は、痛みの強い側がどちらかで判断します。右側が痛い場合は左お尻ずらし体操から始め、左側が痛い場合は右お尻ずらし体操から始めてください。

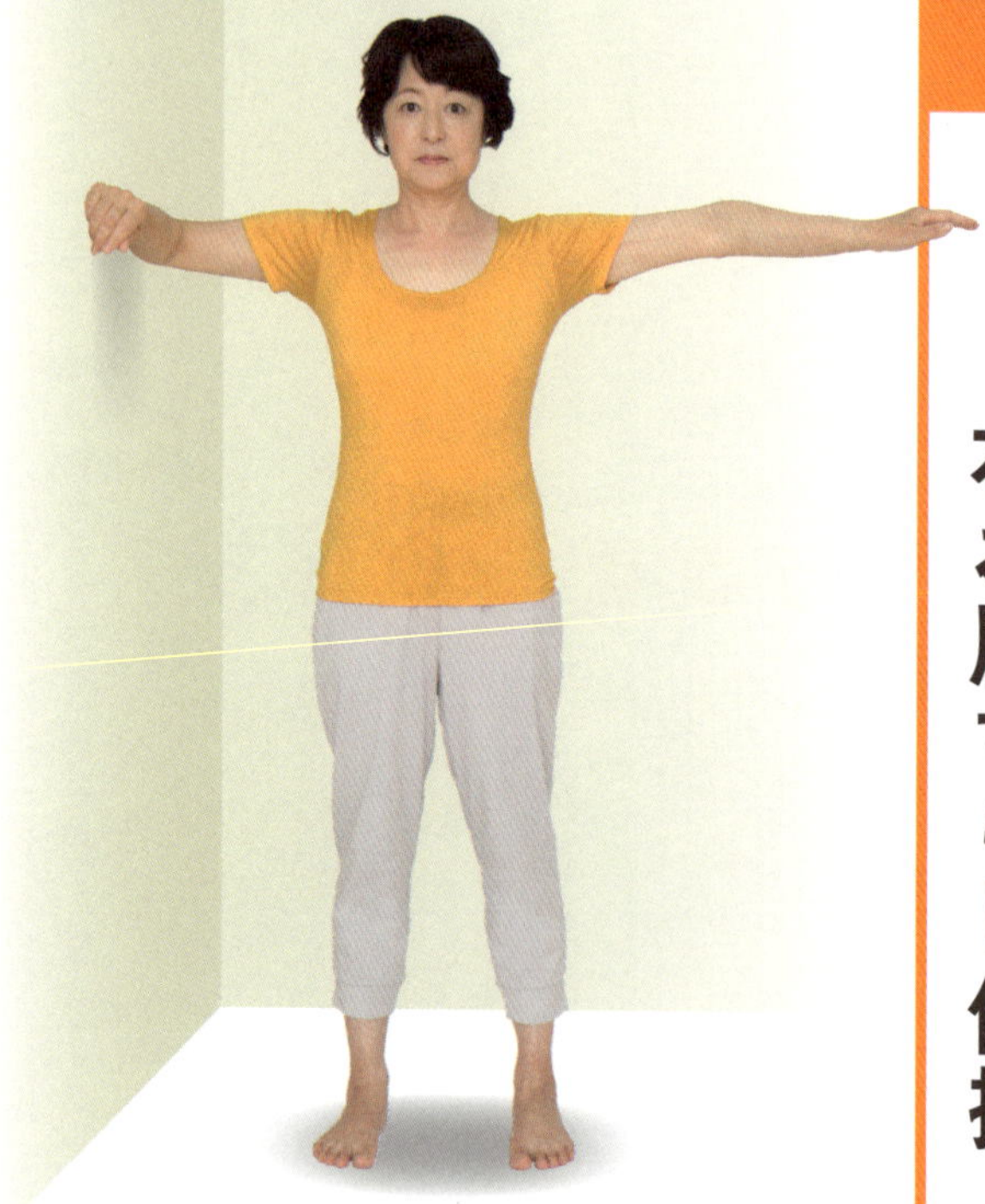

1 両足を腰幅に開いて、右肩と肘を水平にするように、壁から少し離れて立つ。左手を水平になるように横に上げる。

1セット　10回
1日　5〜6セット（2〜3時間おき）

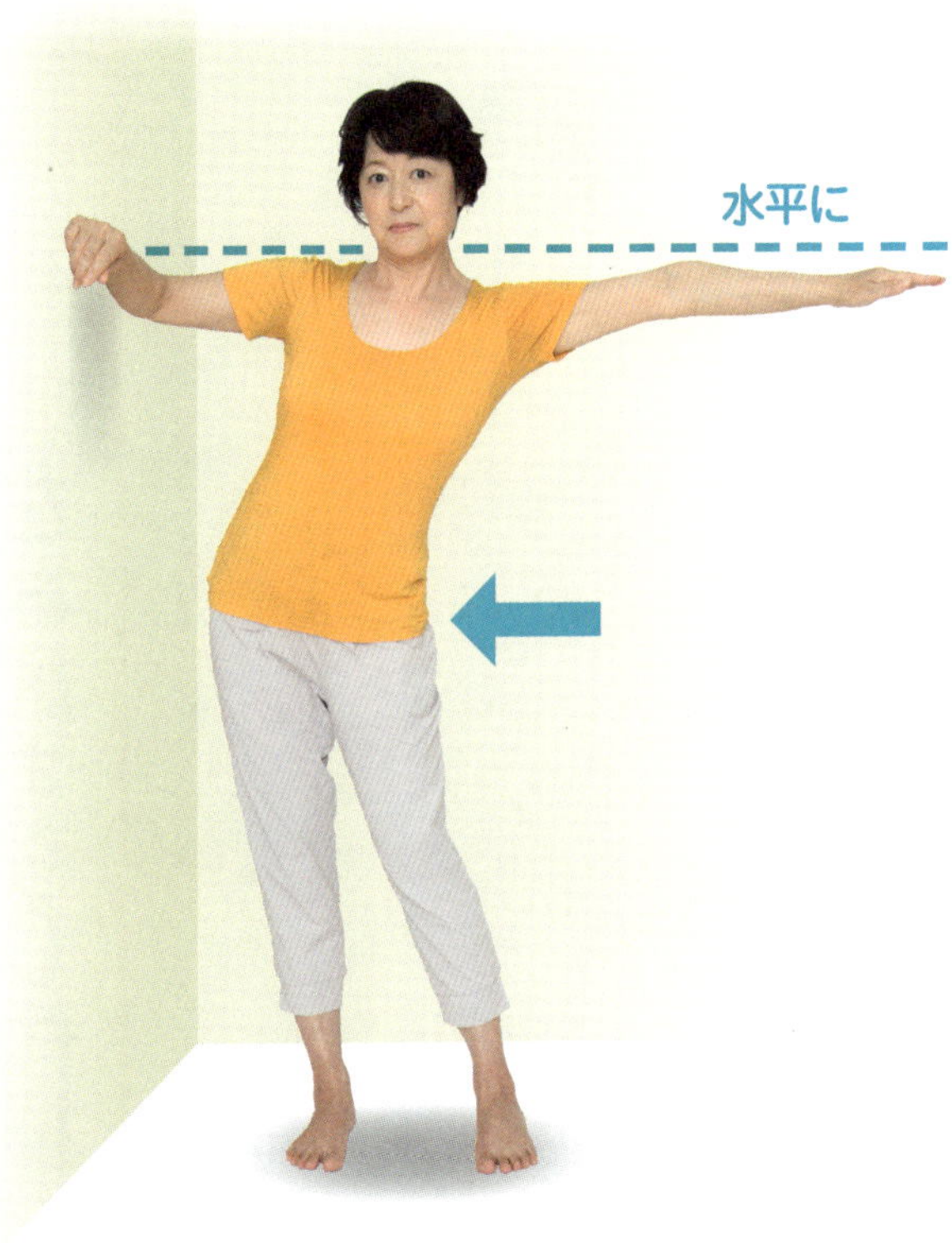

2　左肩から手が下がらないように注意しながら、お尻を右側にずらして2〜3秒保ち、ゆっくりお尻を元の姿勢に戻す。

〔側方改善型〕の
基本体操

左お尻ずらし体操

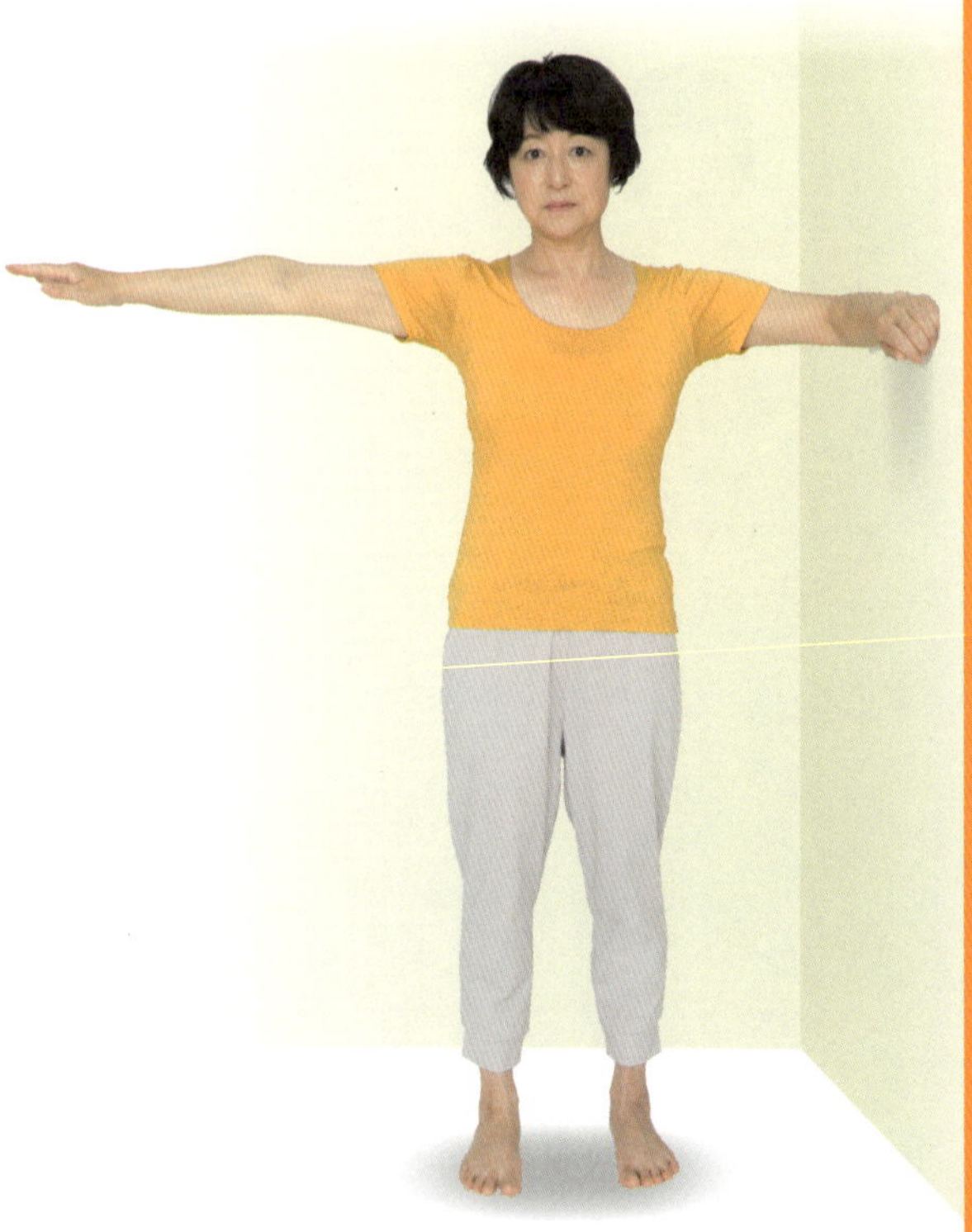

1

両足を腰幅に開いて、左肩と肘を水平にするように、壁から少し離れて立つ。右手を水平になるように横に上げる。

1セット 10回
1日 5～6セット（2～3時間おき）

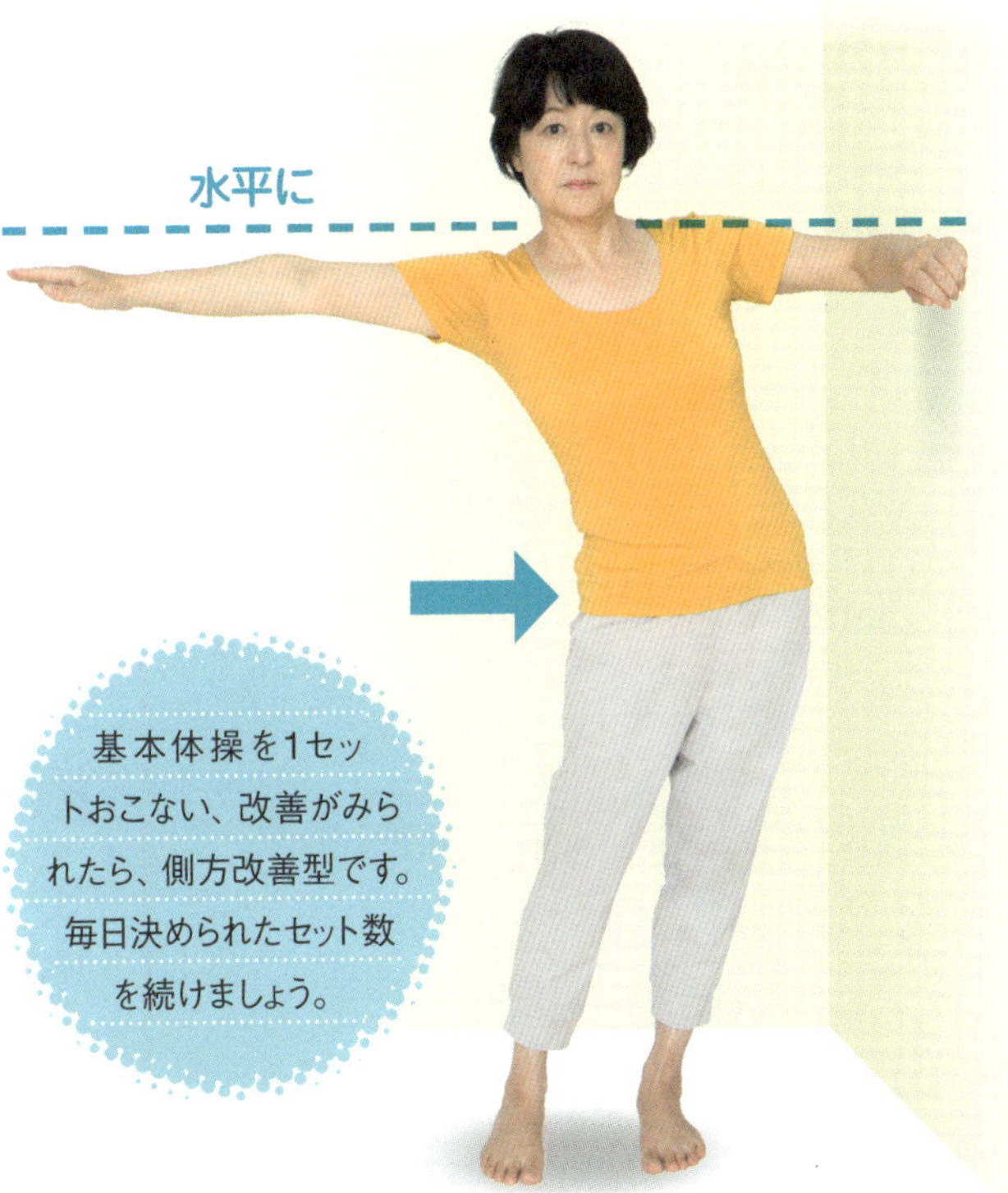

基本体操を1セットおこない、改善がみられたら、側方改善型です。毎日決められたセット数を続けましょう。

2 右肩から手が下がらないように注意しながら、お尻を左側にずらして2～3秒保ち、ゆっくりお尻を元の姿勢に戻す。

〔側方改善型〕の応用体操

右お尻ずらし軍手ボール体操

お尻ずらし体操でなかなか症状が改善しないときは、軍手ボールで圧痛を感じる腰椎の問題部位に軍手ボールを当てて、より強力に側方運動をおこなうお尻ずらし軍手ボール体操を試してみます。

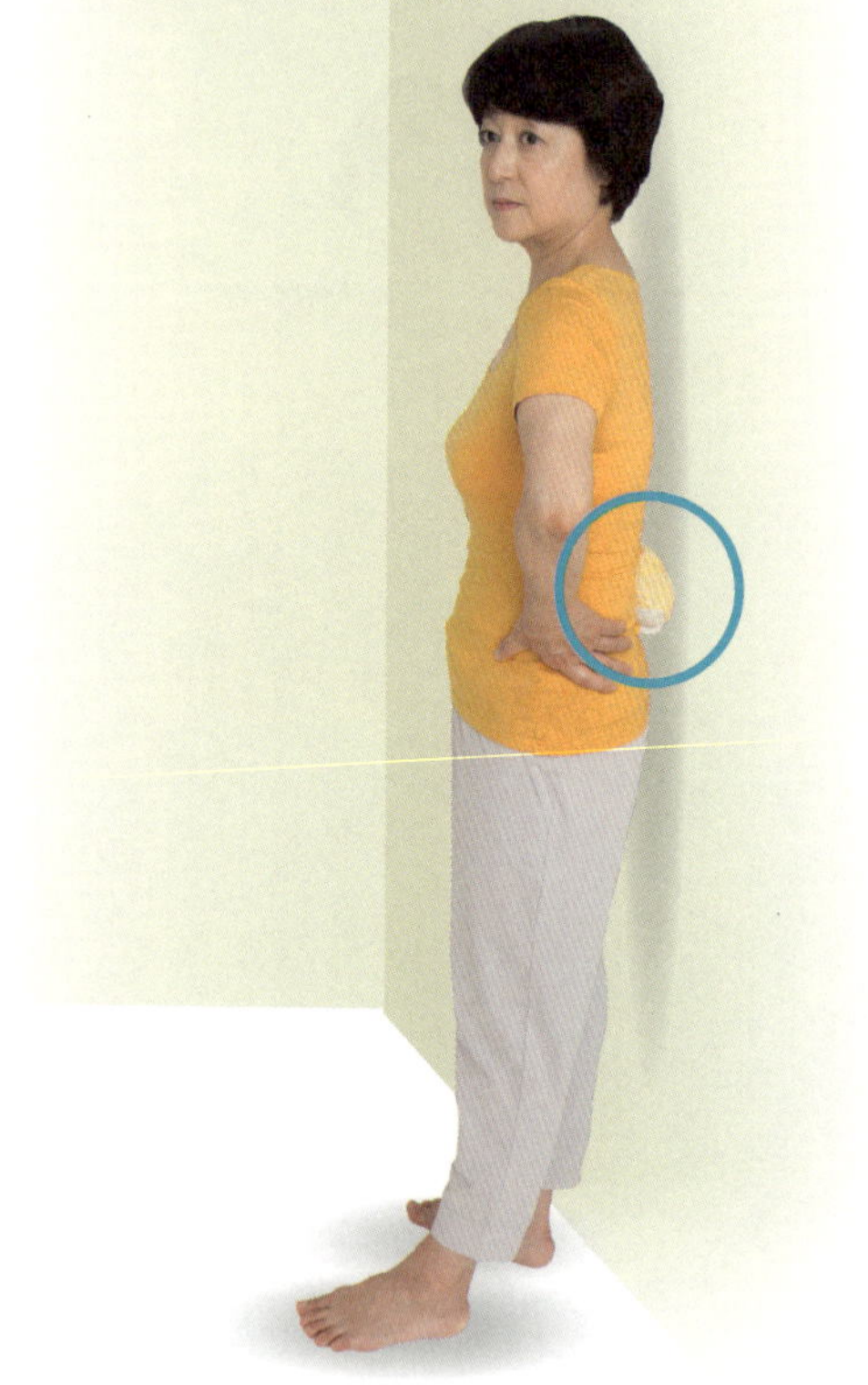

1 軍手ボールを腰椎の棘突起の右側に当てて、左半身を前に出して斜めに壁に寄りかかる。

1セット　**10回**

1日　**5〜6セット**（2〜3時間おき）

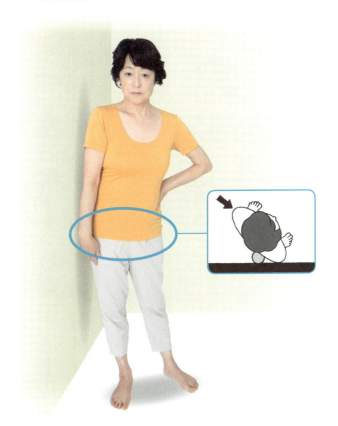

2 軍手ボールを腰椎の右側に当てたまま、ボールをつぶすようなイメージで、ゆっくりとお尻を右側にずらす。2〜3秒保ち、腰を元のまっすぐな状態に戻す。

［側方改善型］の
応用
体操

左お尻ずらし軍手ボール体操

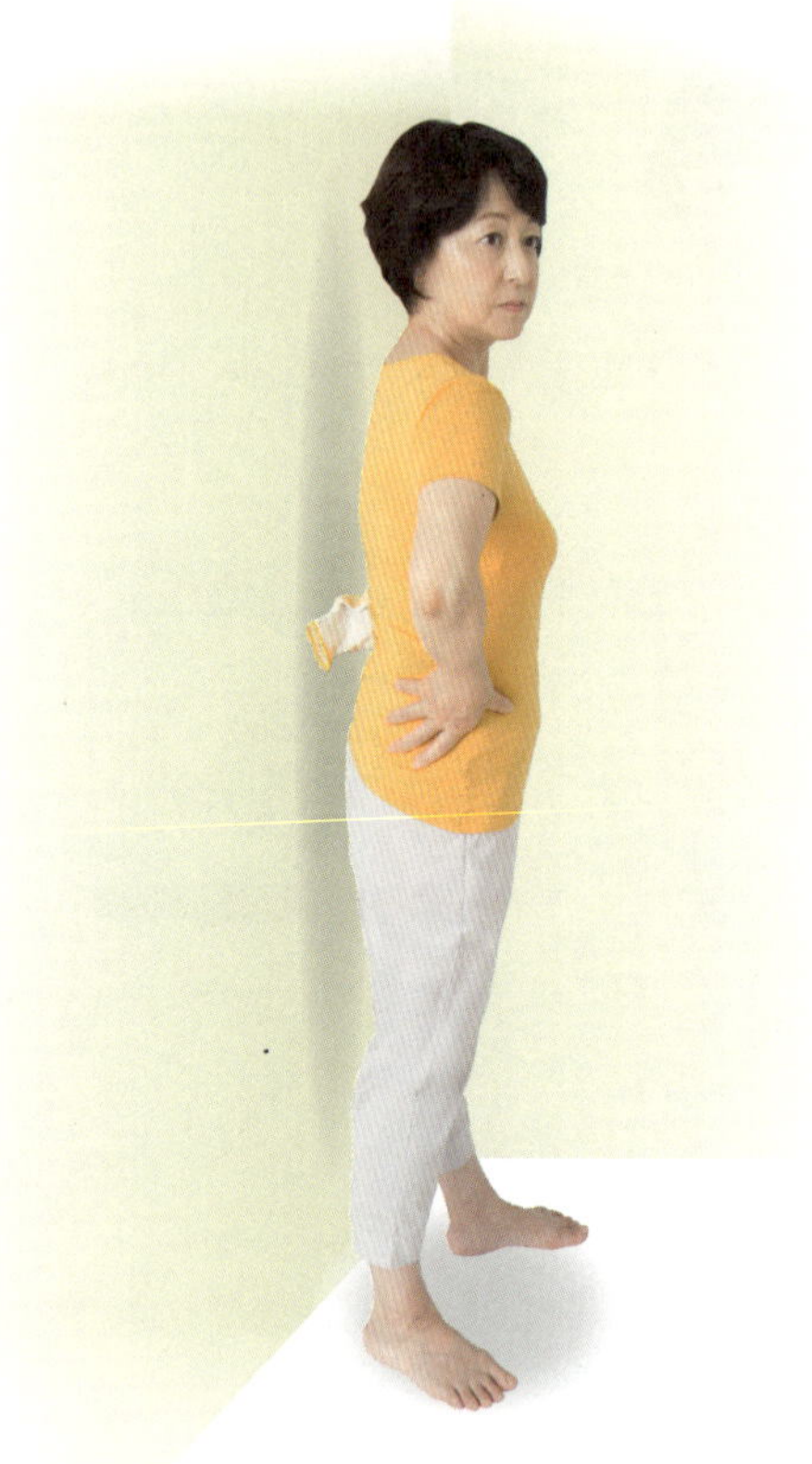

1

軍手ボールを腰椎の棘突起の左側に当てて、右半身を前に出して斜めに壁に寄りかかる。

1セット 10回
1日 5～6セット（2～3時間おき）

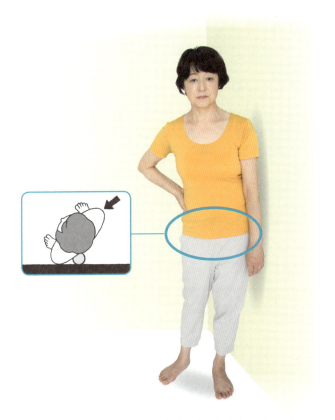

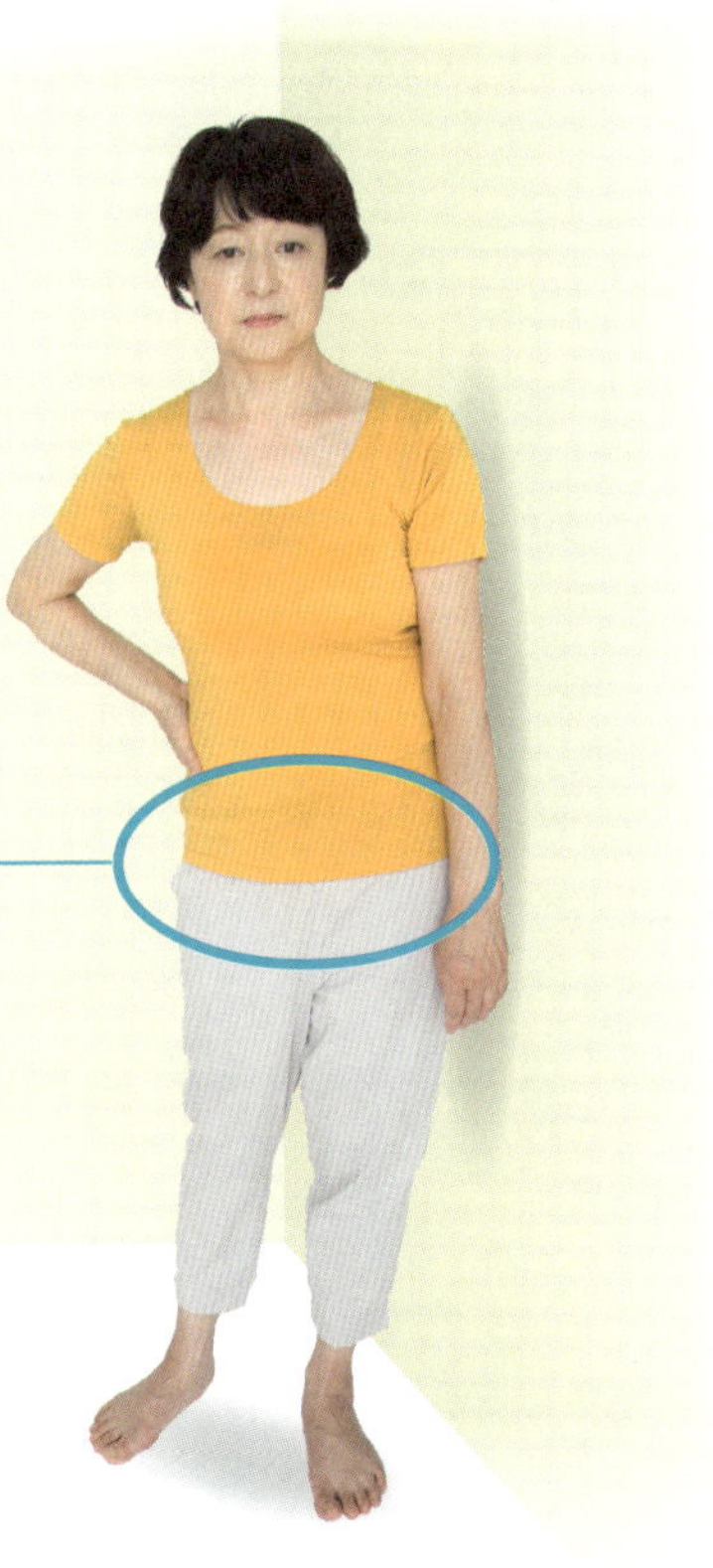

2 軍手ボールを腰椎の左側に当てたまま、ボールをつぶすようなイメージで、ゆっくりとお尻を左側にずらす。2～3秒保ち、腰を元のまっすぐな状態に戻す。

痛みの評価

運動をおこなったあと、次の3つの評価基準で
痛みの変化（改善、不変、悪化）を判定しましょう。

1. 痛みの範囲

痛みを感じる範囲が小さくなったか（狭小化 → 改善）、
大きくなったか（広範化 → 悪化）
痛む部位の真ん中に集まったか（中央化 → 改善）、
端に広がったか（末梢化 → 悪化）

2. 痛みの強さ

痛みを 11 段階に分けて評価したときに、
痛みが弱くなったか（改善）、強くなったか（悪化）

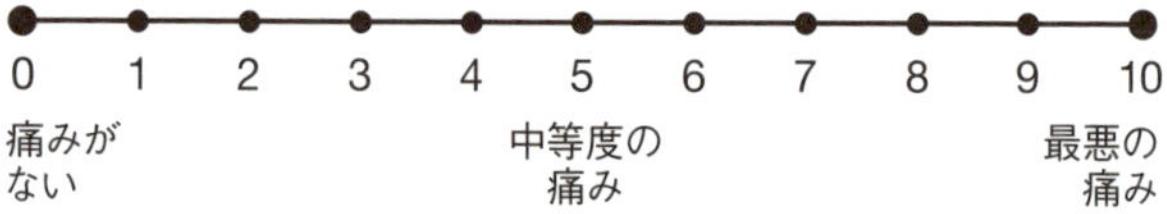

3. 動きやすさ

1と2に変化がなくても、痛みを感じていた生活動作（歩く、立つ、物を持ち上げる、腰を曲げる、階段を上るなど）がスムーズにできるようになっているか

適切な体操は経過によって変わる

腰部脊柱管狭窄症に悩む患者さんから、次のような声を聞くことがあります。

「体操すればすぐに改善すると思っていた」
「体操を途中で変えるのは納得いかない」
「体操で悪くなるのはおかしい」

腰部脊柱管狭窄症による症状を改善させるために、体操は有効な治療法ですが、体操をしたからといってすぐによくなるわけではありません。

また、最初によい反応があったひとつの体操だけで、症状が改善できるとは限りません。
治療の途中で適切な体操が変わることもありますし、はじめは効果があった体操も途中から効果がなくなり、症状を悪化させることもあります。その場合は、適切な体操が途中で変わったと判断し、試行錯誤を繰り返しながら、適切な体操や姿勢を見つけていく必要があります。

先述のとおり、当院で調査した腰部脊柱管狭窄症の痛みナビ診断の経過をみると、初回から3ヵ月のあいだに37例中3例で体操方向の変更があり、3ヵ月から6ヵ月のあいだに5例で体操方向の変更があり、6ヵ月から1年のあいだに29例中1例で体操方向の変更がありました。最初から1年間の経過でみると22例中9例で体操方向の変更があったことになります。

適切な体操の経過

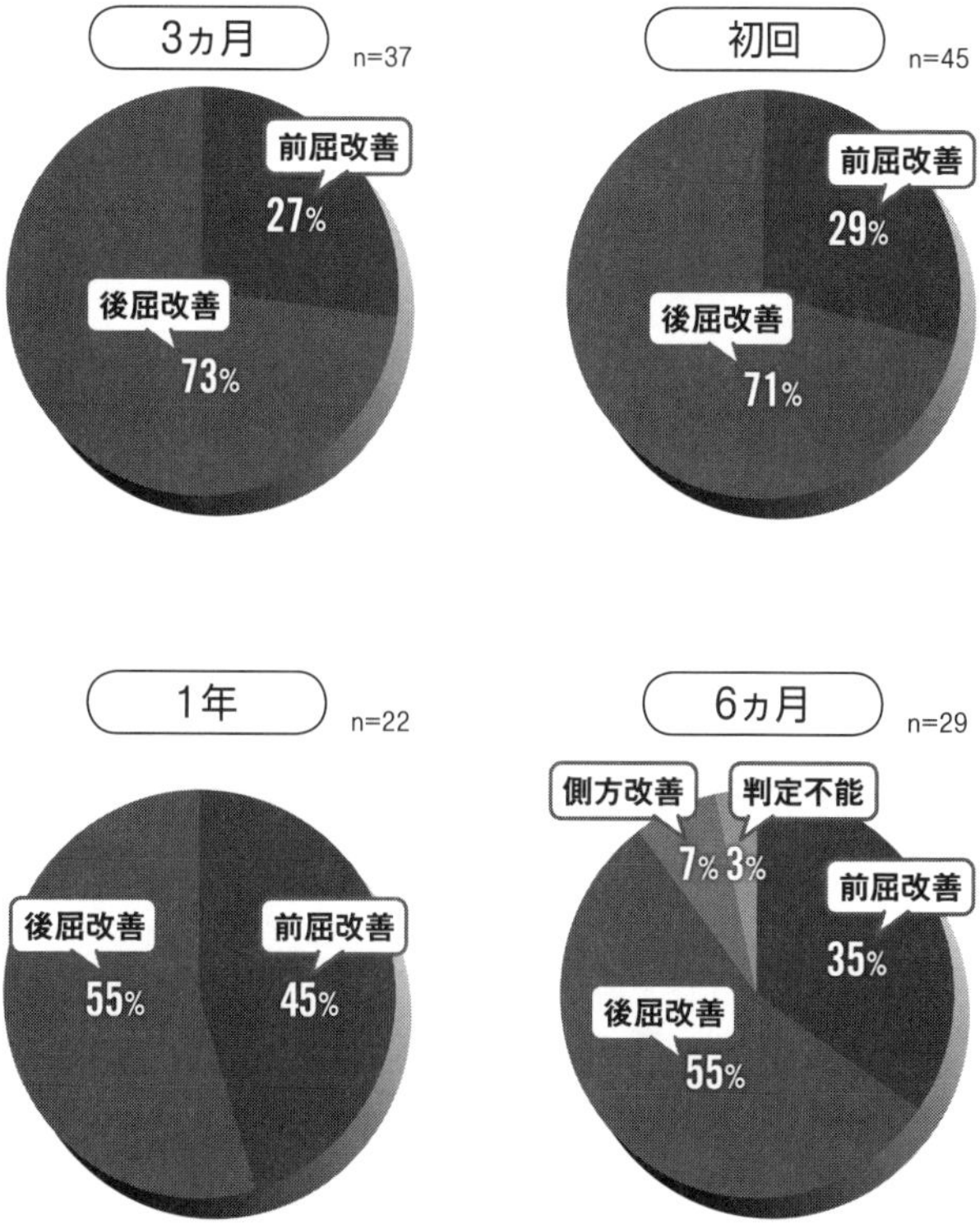
初回
n=45
前屈改善
29%
後屈改善
71%
3ヵ月
n=37
前屈改善
27%
後屈改善
73%
6ヵ月
n=29
側方改善
7%
判定不能
3%
前屈改善
35%
後屈改善
55%
1年
n=22
後屈改善
55%
前屈改善
45%

途中で適切な運動方向が変化する理由としては、以下のようなことが考えられます。

①椎間板や靭帯あるいは椎体などいろいろな組織の変性が複合して症状が起こるため、椎間板には後屈体操が適していても、黄色靭帯には前屈体操が適していることがあります。

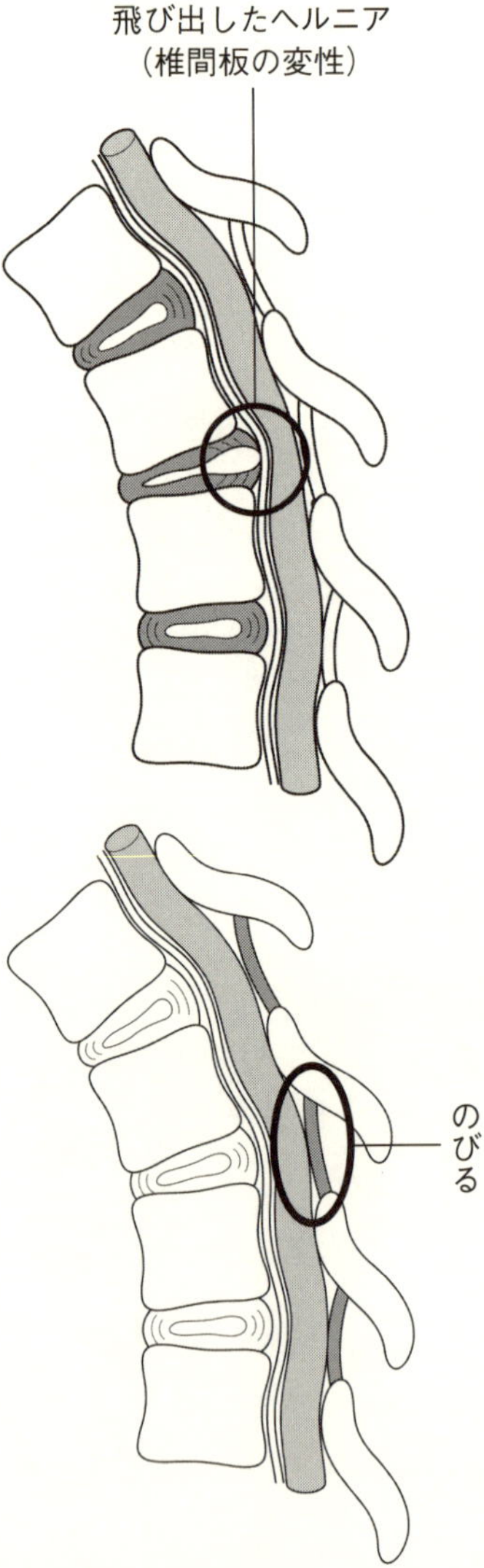

②1ヵ所で神経が狭窄されているとは限らず、複数ヵ所で狭窄されていることもよくあります。図のように第2腰椎／第3腰椎の間の脊柱管狭窄だけでなく、第5腰椎／仙骨の間にも脊柱管狭窄があるので、それぞれの狭窄部位で異なった体操が必要なこともあります。

腰椎MRI像

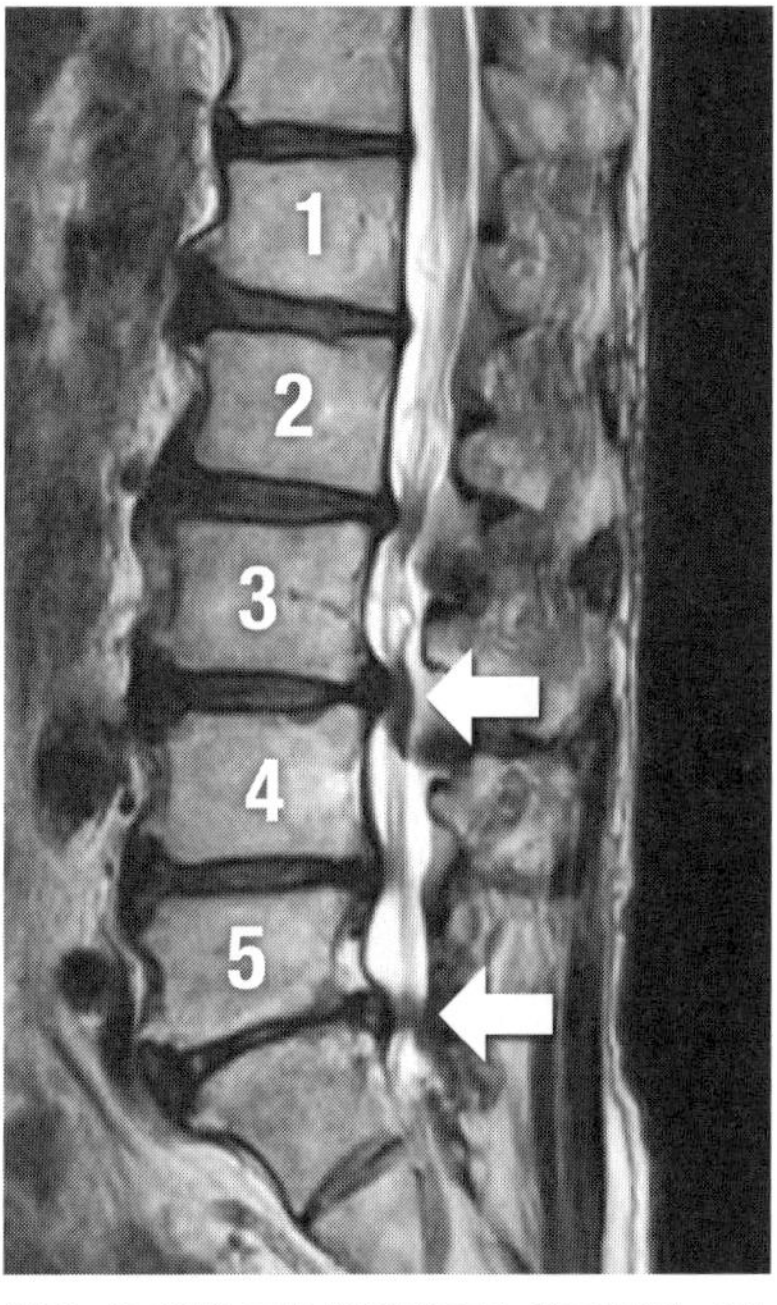

第2／3腰椎の脊柱管狭窄と第5腰椎／仙骨の脊柱管狭窄がみとめられる

③椎間板の髄核のずれが大きいため、ずれを戻すためには最初は反対方向の動きでないと髄核が動かないため、はじめはおじぎ体操をして、そのあとに反らし体操をするというように、途中で体操を変更します。

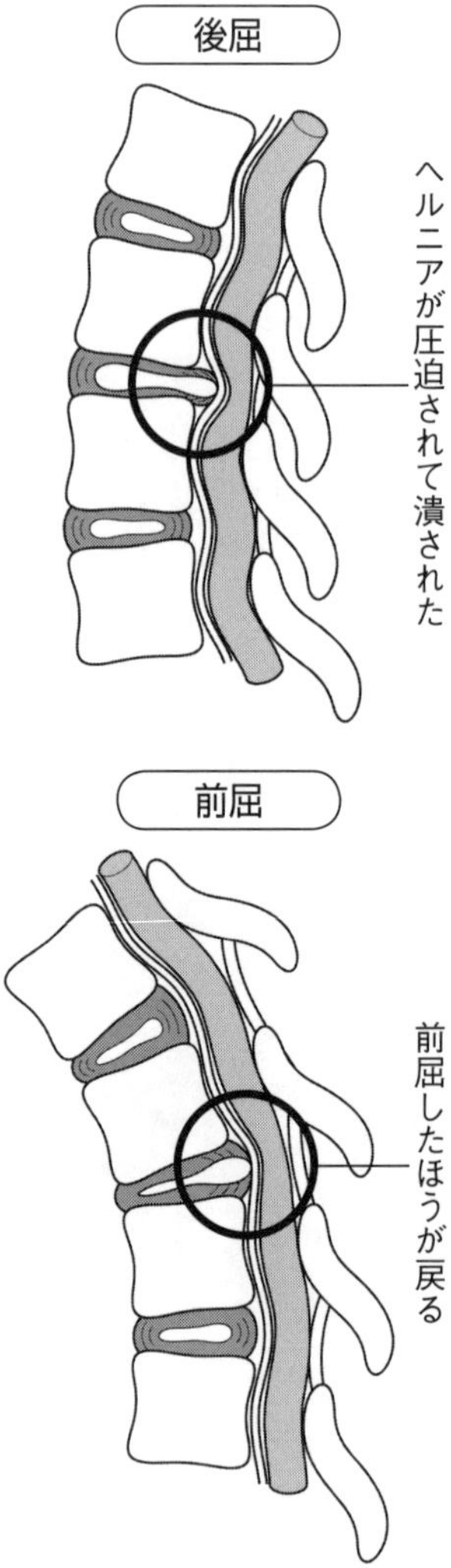

おじぎで髄核の圧力を減らし、
反らしで髄核が前方に移動

このように、最初に見つけた適切な体操がそのままずっと続くわけではないのです。痛みがどのように変化するかによって、適切な体操を決めていく必要があります。

第５章

日々の生活を変えれば、一生安心の腰が手に入る

体操を真面目に続けても改善しない原因

いくら腰部脊柱管狭窄症の型に適した体操をしていても、痛みやしびれの変化に合わせて体操を変更しても、体操の強度を調節しても、症状がよくならないことがあります。そんなときは、体操だけではなく、ほかの要素にも注目していく必要があります。

腰部脊柱管狭窄症の症状が改善するかどうかは、腰部脊柱管狭窄症にプラスの要素とマイナスの要素のバランスで決まります。

プラス要素としては、適した体操、適した姿勢、負担のかからない動作が挙げられます。

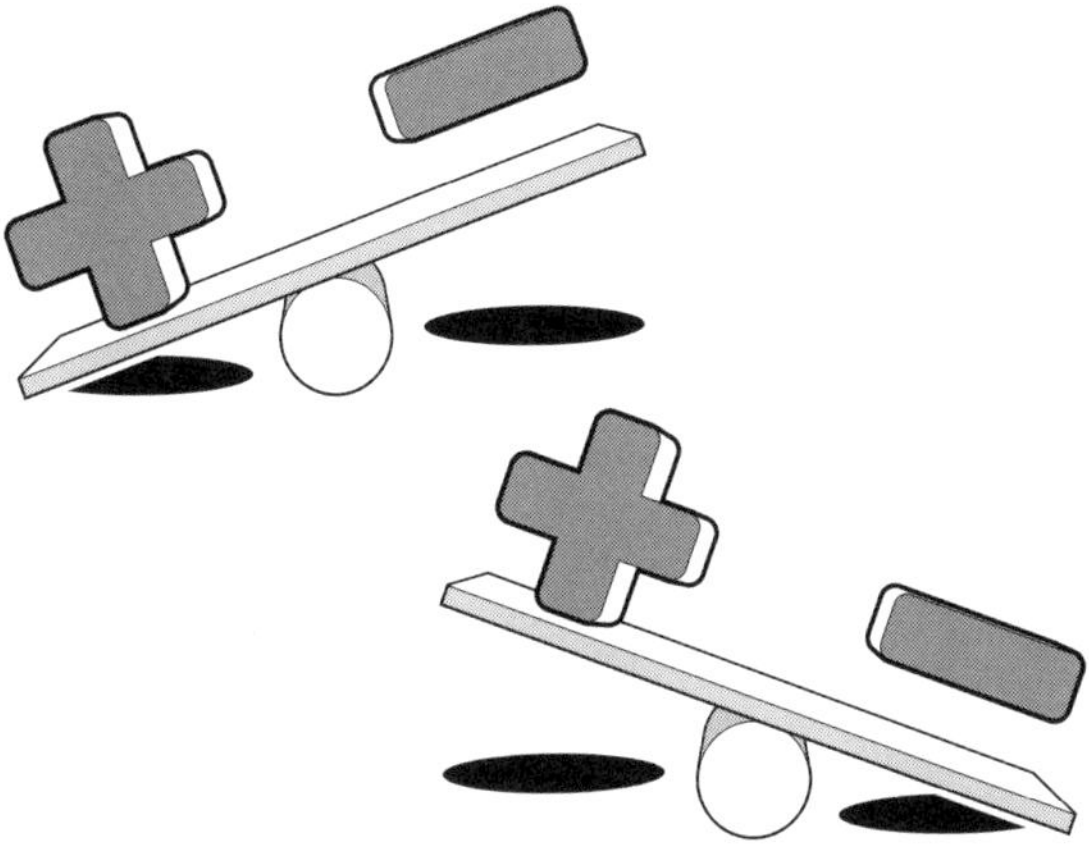

反対にマイナス要素としては、合わない体操、悪い姿勢、腰に負担のかかる動作が考えられます。体操をおこなった反応はよさそうなのに、体操を３ヵ月繰り返しても痛みやしびれが改善しない、そんなときはマイナス要素がないかどうかを調べていく必要があります。

たとえば、仕事中の姿勢がマイナス要素だったことに気づいたら、仕事中の姿勢を徹底的に注意したほうが、体操よりも痛みの改善に役立つでしょう。

プラスの要素を増やす日常の改善術その① 姿勢

姿勢の改善といっても、適した姿勢は人によって異なります。

では、どのような姿勢をとればいいのでしょうか?

それも、腰部脊柱管狭窄症の型によって決まります。後屈改善型と前屈改善型では、とるべき姿勢が違うので注意してください。

姿勢は腰部脊柱管狭窄症の改善にとても重要なもので、プラス要素とマイナス要素のバランスをプラス方向にもっていくために、欠かすことのできないものです。


座っているときの後屈改善型に適した姿勢は、胸を張って腰を反らせた姿勢です。とくに座るときには猫背になり、腰椎は後ろに凸のカーブ（腰椎後弯）のマイナス要素が多くなりがちです。そこで、腰が前に凸のカーブ（腰椎前弯）となった姿勢を意識して、プラス要素を増やしてください。

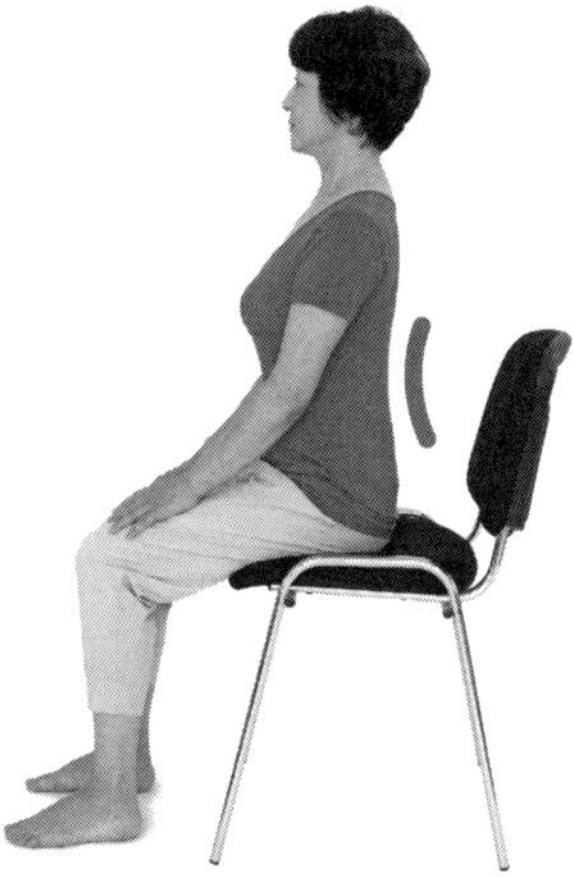
座位時の腰椎前弯の姿勢

腰椎が硬くて腰椎前弯を保てない人は、椅子の背もたれにクッションやバスタオルを丸めたものを「腰枕」として当てておくと、腰椎後弯を防いでマイナス要素を減らすことができます。腰枕を当てる位置は骨盤の上、ちょうどベルトの高さの骨盤の上くらいの高さで、椅子に深く腰掛けて椅子の背もたれと背中の間に入れてください。

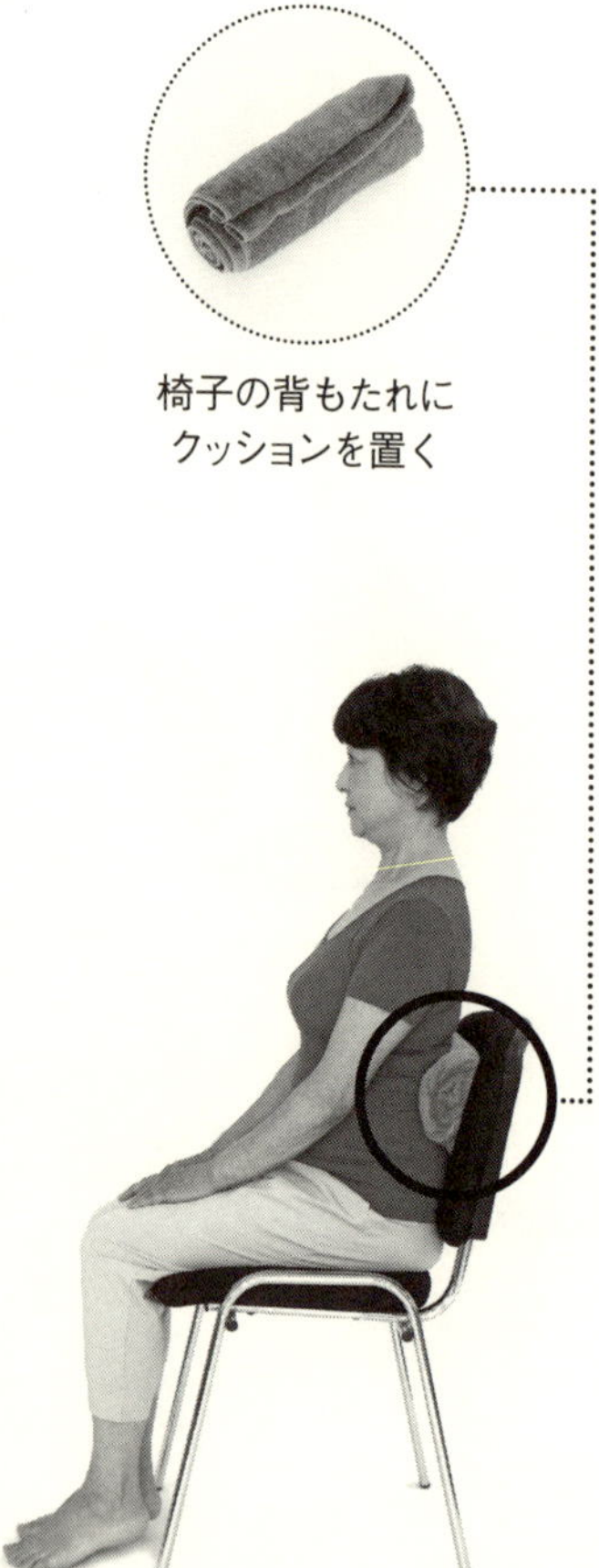

椅子の背もたれにクッションを置く

しかし、あくまでも腰枕は腰椎前弯の姿勢を保つための補助にすぎませんので、腰枕があることを感じながら、腰椎前弯の姿勢を保つように意識してください。腰枕があるからと安心して、腰枕をつぶしてしまっては意味がありません。

前屈改善型では、腰椎後弯がプラス要素になるので、軽く猫背姿勢になってもかまいませんが、あまりに極端な猫背はかえって腰部脊柱管狭窄症を悪化させることがあるので注意してください。

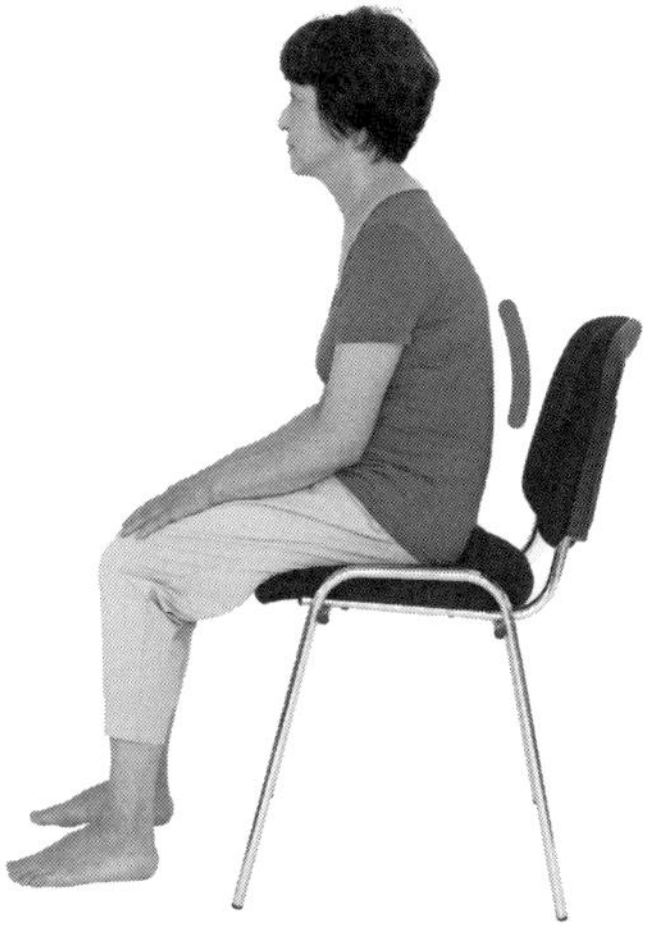

腰椎後弯の姿勢

立っているときも、後屈改善型のプラス要素は、胸を張って腰を反らせた腰椎前弯姿勢です。普段から姿勢に気をつけていない人は立っているときも猫背になりがちですので、胸を張ってプラス要素を意識してください。

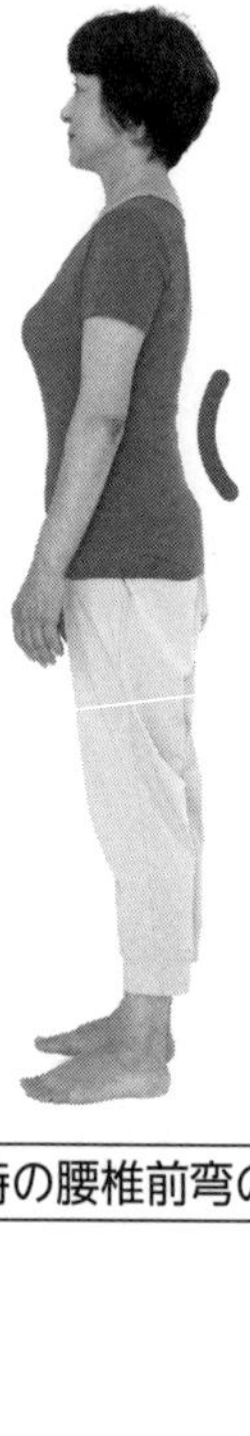

立位時の腰椎前弯の姿勢

前屈改善型では、立っているときに腰が反りすぎて、それがマイナス要素になっていることが多いので、軽く猫背姿勢となり腰椎後弯を意識してください。

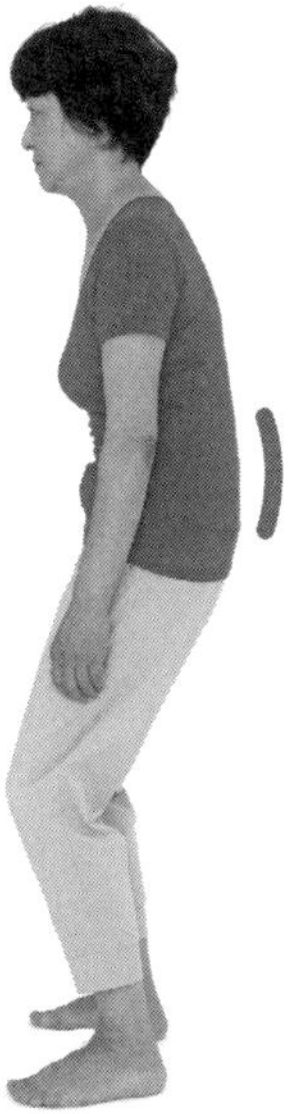
立位時の腰椎後弯の姿勢

プラスの要素を増やす日常の改善術その②　動作

動作に関しては、腰の負担を減らすことが大切です。後屈改善型や前屈改善型に関係なく腰に負担はかかりますので、痛みナビ診断に関係なく、対策は共通です。

腰に負担がかかる代表的な動作は、荷物の持ち上げ動作で、ぎっくり腰のきっかけになることもよくあります。悪い荷物の持ち上げ方は、ひざを伸ばしたままで、腰を曲げて荷物を持ち上げる方法です。

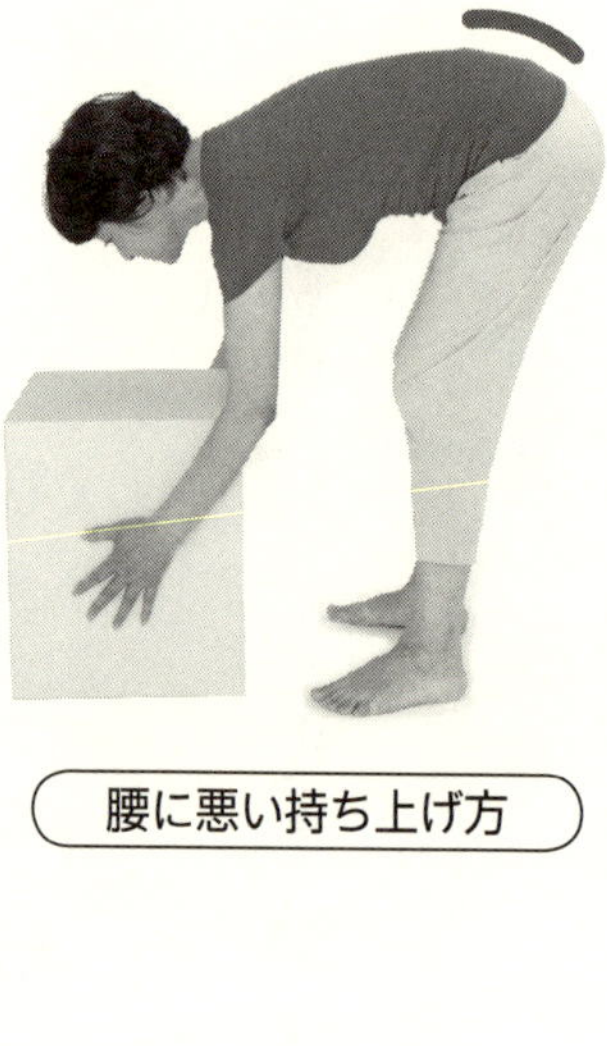

腰に悪い持ち上げ方

この動作では、腰椎の屈曲が強く荷物が体から離れているので、大きなマイナス要素になります。どうしても荷物を持ち上げなくてはいけないときは、マイナス要素を減らす持ち上げ方を心がけます。

腰に負担をかけない荷物の持ち上げ方

①荷物にできるだけ近づく。

②腰を伸ばしたまま、ひざを曲げて荷物を手でつかむ。

③荷物を体に付けるようにして抱き、ひざを伸ばす力で荷物を持ち上げる。

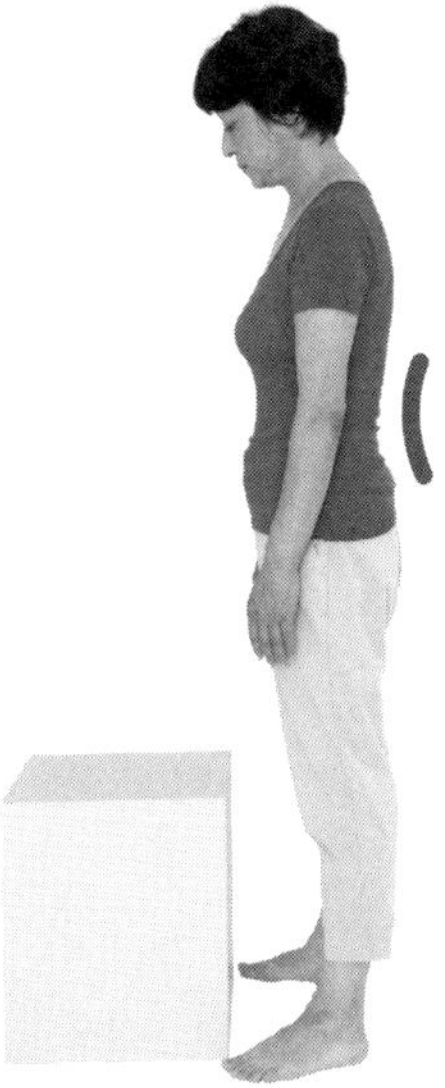

1

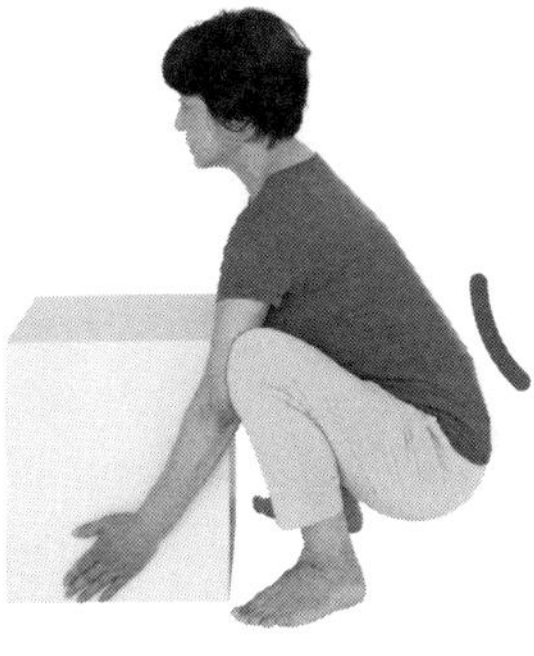

2

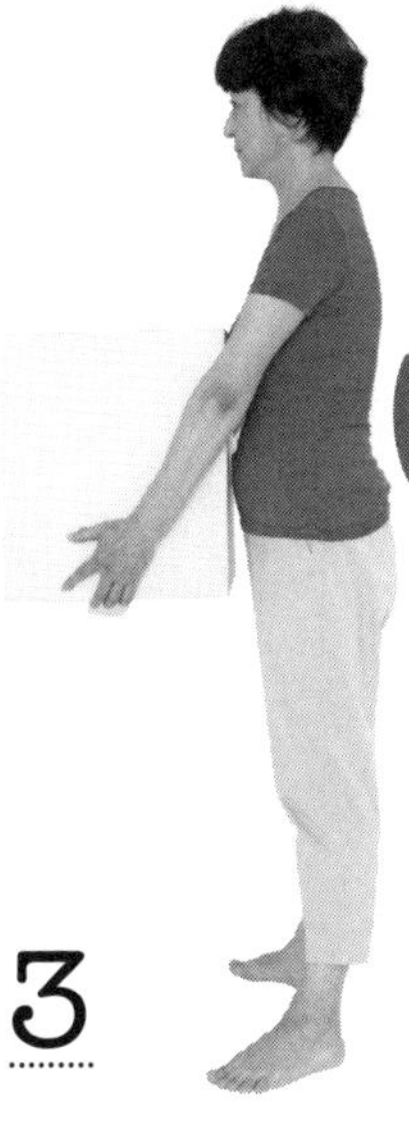

3

もうひとつ、腰に負担がかかりやすい動作の代表的なものに朝の洗顔があります。

洗顔は前かがみになって両手で水をすくうので、手で腰を支えることができません。腰に屈曲の力が加わり、とくに後屈改善型の腰部脊柱管狭窄症にはマイナス要素となります。

腰に負担をかけないで顔を洗うのは難しいので、症状がひどいときには濡れたタオルで顔を拭くくらいにしておくのが安全です。改善してきたら、洗面台に両肘をついた状態で体を支えながら、両手で水をすくって顔を洗えば、腰の負担を減らすことができます。

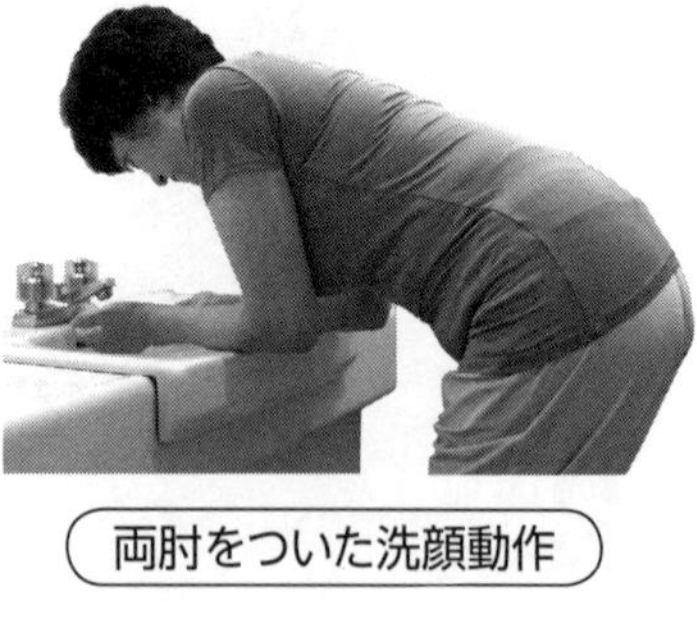
両肘をついた洗顔動作

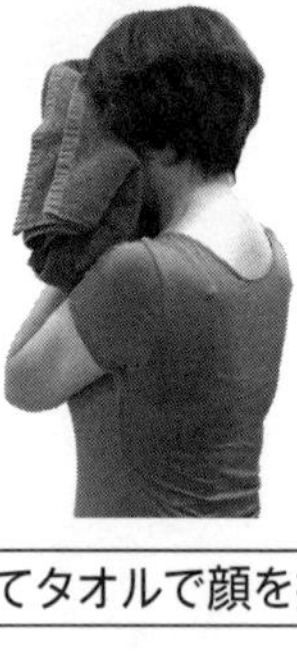
立ってタオルで顔を拭く

プラスの要素を増やす日常の改善術その③　ながら改善術

マイナス要素を減らすだけでなく、日常の生活をおくりながら、腰にプラスの要素を増やす「ながら改善術」も重要です。

後屈改善型は、デスクワークなどで長時間座っているときに、腰が曲がった猫背姿勢になっているために痛みやしびれが悪化していることがよくあります。この後屈改善型のながら改善術は、プラス要素である腰を反らす動きをメインにした腰ゆらしです。背骨の動きを意識しながら、ゆっくりと腰を反らしたり戻したりしていきます。大きな動きでなくても、背骨が十分に動けば、壁反らし体操と同じような効果があります。慣れてくれば、仕事をしながらでもできるので、いつでも腰をプラスの状態に保つことができます。

前屈改善型のデスクワークでのながら改善術は、プラス要素である腰を丸める動きをメインにした腰ゆらしです。座った状態で背骨の姿勢を意識しながら、ゆっくりと腰を曲げたり戻したりしていきます。大きな動きでなくても、背骨が十分に動けば、壁おじぎ体操と同じような効果があります。

後屈改善型の腰ゆらし（座位）

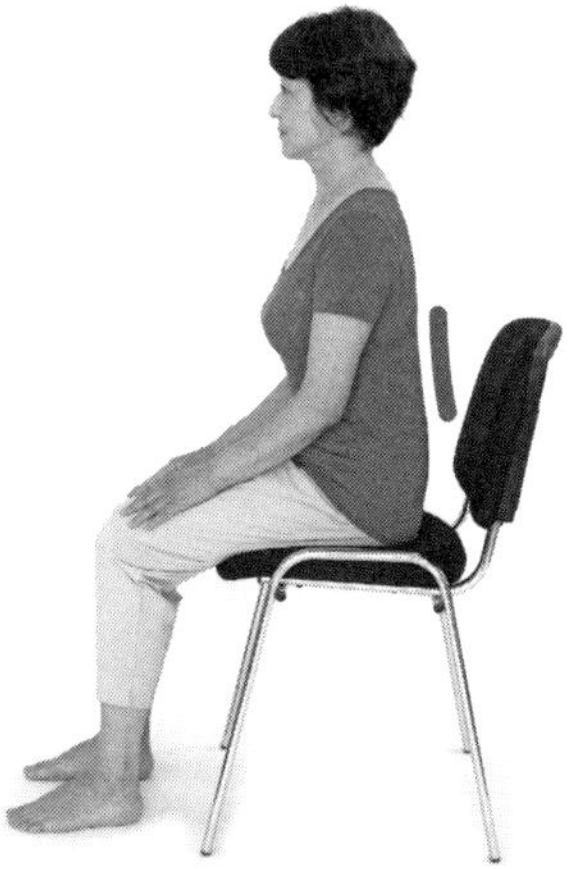

1

座った姿勢でゆっくりと痛みが出ないところまで背筋を伸ばしていく。

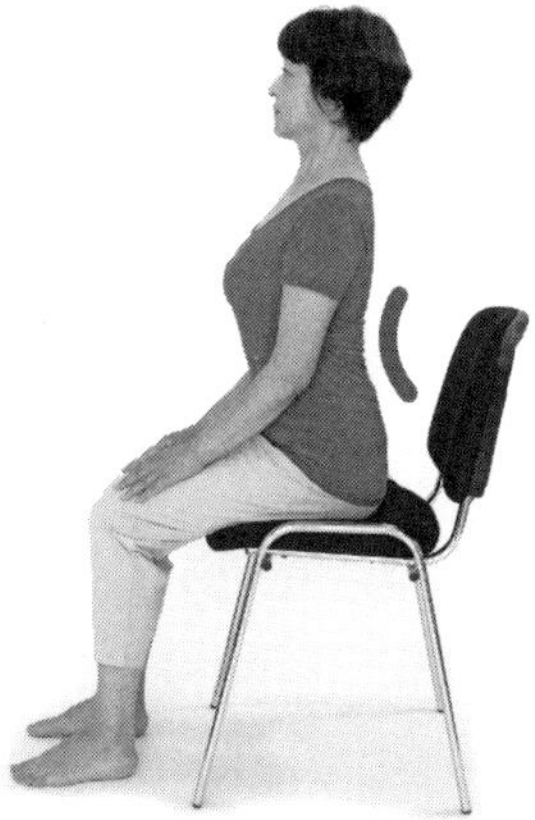

2

胸を斜め上45度に突き上げて腰を反らし、２～３秒間秒保つ。

①～②を10回繰り返すことを１セットとして、１時間おきにおこなう。

前屈改善型の腰ゆらし（座位）

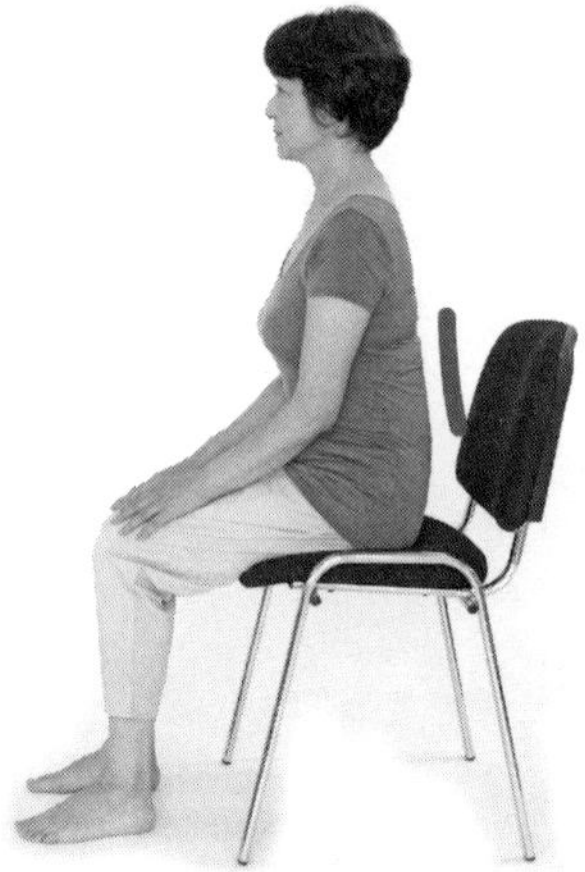

1

座った姿勢でゆっくりと
背中を丸めていく。

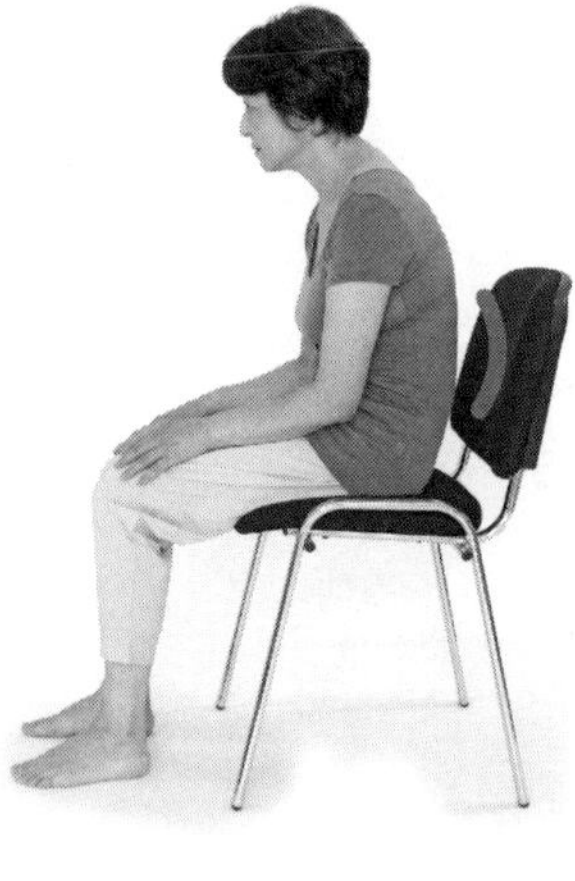

2

ゆっくりと痛みが出ない
ところまで背中を丸め、
２～３秒間保つ。

①～②を10回繰り返すことを１セットとして、１時間おきにおこなう。

長時間立っていると痛みやしびれが出てきて、ずっと立っているのがつらくなってしまう人もいます。立っているときは腰椎が伸展する傾向にあるので、前屈改善型の人は立っているのがつらいことがよくあります。しかし、後屈改善型でも長時間同じ立ち姿勢でいると椎間板のずれが生じて痛みやしびれが悪化することがあります。

後屈改善型の人が立っているときのながら改善術は、プラス要素である腰を反らす動きをメインにした腰ゆらしです。背骨の姿勢を意識しながら、ゆっくりと腰を反らしたり戻したりしていきます。大きな動きでなくても、背骨が十分に動けば、壁反らし体操と同じような効果があります。

前屈改善型の人が立っていると腰が伸展するので、痛みやしびれが悪化するのは典型的な症状で、間欠性跛行の原因でもあります。間欠性跛行とは、腰部脊柱管狭窄症に特徴的な症状で、歩いていると痛みやしびれが出てきますが、立ち止まって座り込むとまた歩けるようになるという症状です。脊柱管狭窄症の中でも、前屈改善型の人によくみられる症状です。

その場合のながら改善術は、腰を曲げる動きをメインにした腰ゆらしです。背骨の姿勢を意識しながら、ゆっくりと腰を曲げたり戻したりしていきます。大きな動きでなくても、背骨が十分に動けば、壁おじぎ体操と同じような効果があります。

背骨は運動器といって、体を動かす器官です。運動器は適度に動かすことで健康を保つことができるので、日常生活をしながらおこなう「ながら改善術」が痛みやしびれの再発予防に重要です。

後屈改善型の腰ゆらし（立位）

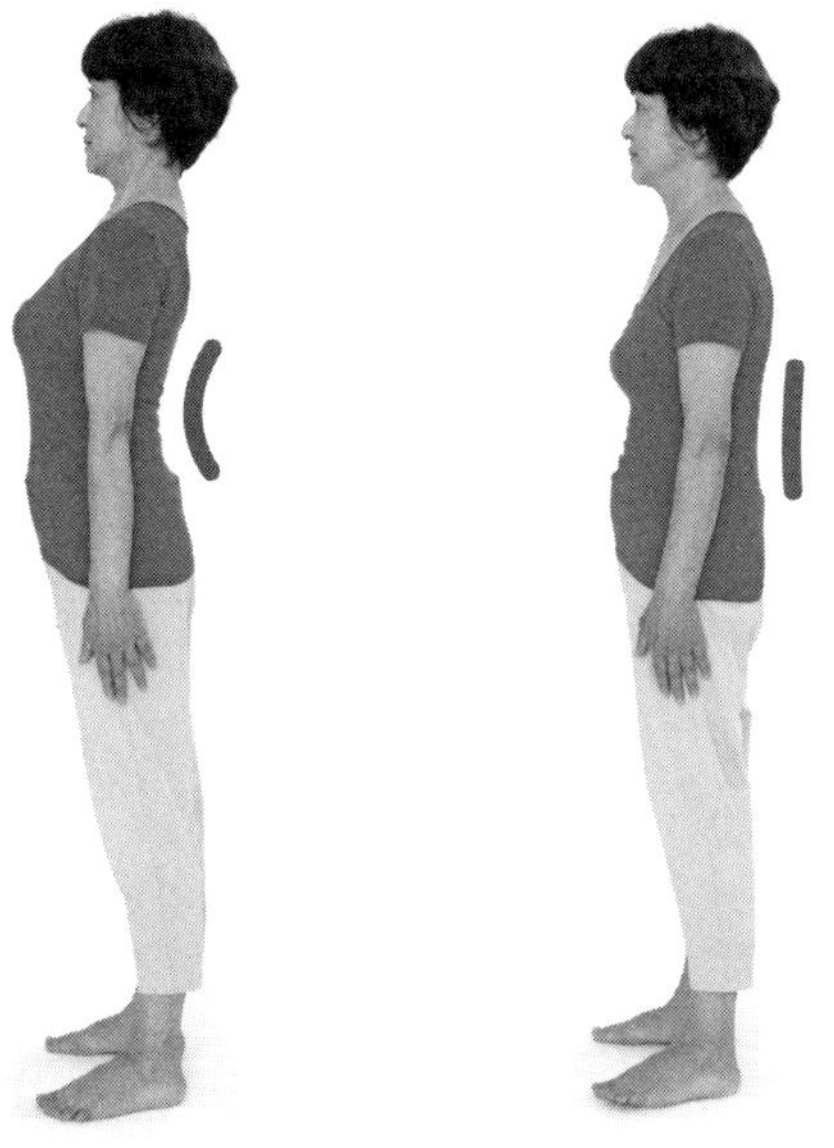

1

立った姿勢でゆっくりと痛みが出ないところまで背筋を伸ばしていく。

2

胸を斜め上45度に突き上げて腰を反らし、2～3秒間保つ。

①～②を10回繰り返すことを1セットとして、1時間おきにおこなう。

前屈改善型の腰ゆらし（立位）

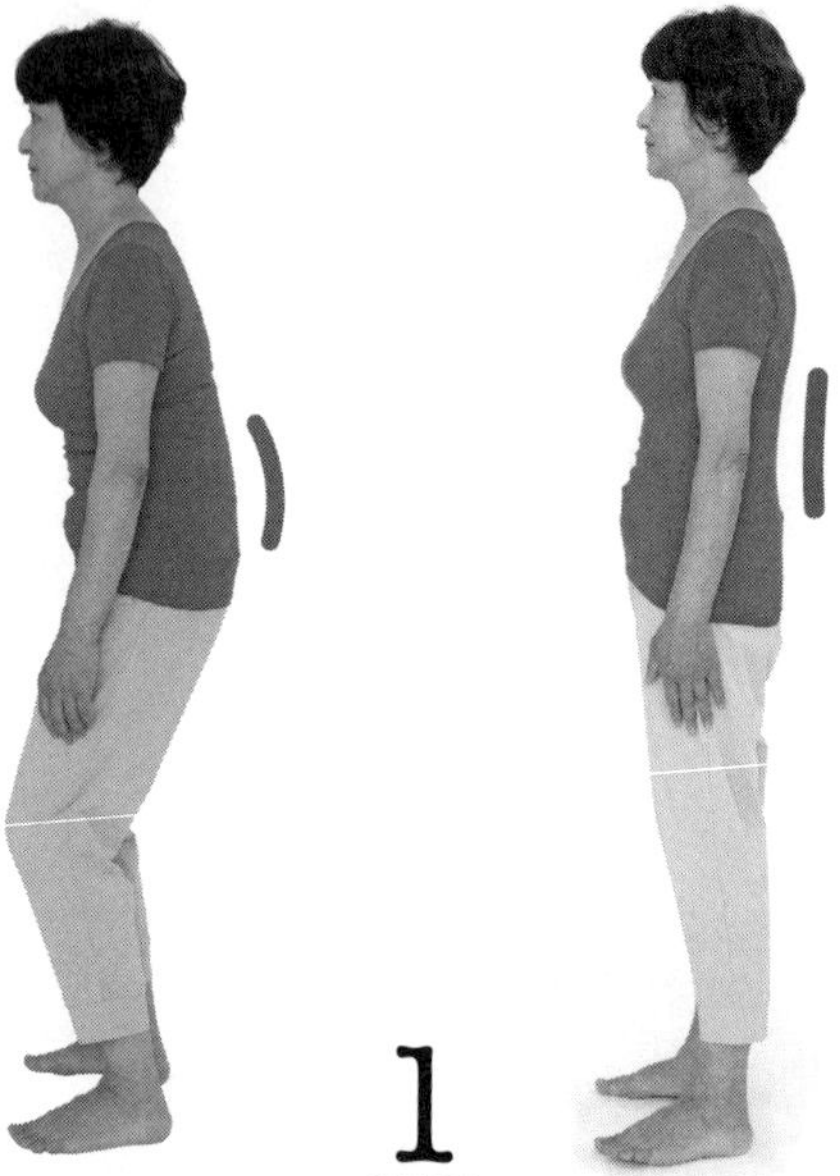

1

立った姿勢でゆっくりと
背中を丸めていく。

2

ゆっくりと痛みが出ない
ところまで背中を丸め、
2～3秒間保つ。

①～②を10回くり返すことを1セットとして、1時間おきにおこなう。

とくに椎間板は血流が乏しく修復しづらい組織なので、**少しずつ背骨を動かすことで、周りの組織からの栄養を浸透させ、時間をかけて椎間板を修復させる必要があります。**

壁体操で椎間板の髄核の位置を正しい位置に戻しても、線維輪が傷ついたままでいると、すぐに髄核がずれて神経を圧迫してしまうので、痛みやしびれは治りません。

ぜひ、日常生活にながら改善術を取り入れて、腰部脊柱管狭窄症を克服しましょう。

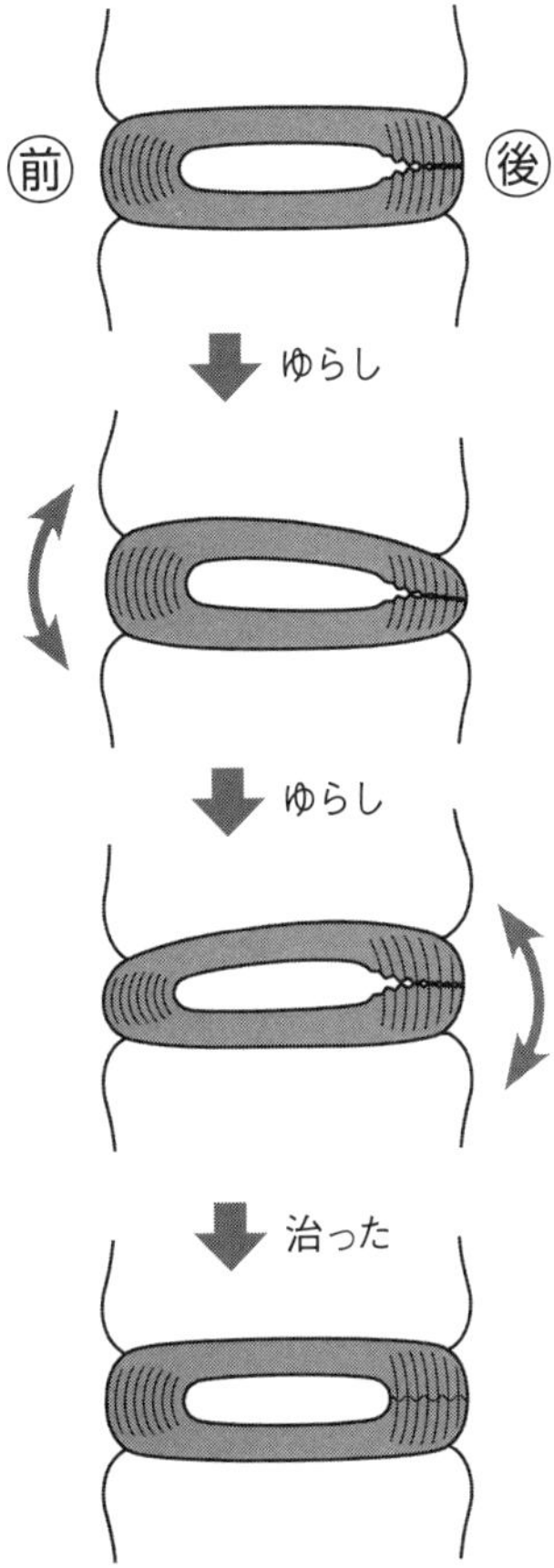

腰ゆらしで徐々に線維輪が治っていく

適切な治療には日記をつけよう

腰部脊柱管狭窄症からくる痛みやしびれに対し、何がプラスの要素で、何がマイナスの要素かよくわからないこともあります。そんなときは痛みやしびれの状態を日記につけましょう。

どのようなことをした日に痛みやしびれがひどくなり、どのような状況の日は痛みやしびれが軽くなるかの記録をつけると、今まで気にも留めていなかったことが腰部脊柱管狭窄症に関係していたことに気づくことがあります。

当院では「痛み改善日記」を活用しています。日記をつけることで

「朝起きたら、いつも以上に痛みやしびれがつらい」と感じたときに、昨日どんなことをしたかを振り返ることができます。

たとえば寝る直前にストレッチをしていたとします。翌朝決まって痛みが強くなっていれば、そのストレッチが腰部脊柱管狭窄症に悪影響を与えていると考えられます。運動の最中には痛みがなくても、その後に痛みが強くなるようなら、その運動はやらないほうがいいと考えてください。

痛みの強い日が雨の日だったとわかれば、気圧の影響で神経が過敏になって、痛みやしびれを強く感じるようになっていると判断できます。つまり、一時的なものなのでとくに心配する必要はありません。

「痛み改善日記」の要点を示します。ご自身で作成しても、本書のページをコピーして使ってもいいでしょう。

痛み改善日記（　　　月）　氏名

日	曜日	痛みの強さ 痛くない ←→ 最悪の痛み 0	1	2	3	4	5	6	7	8	9	10	体操・ゆらしをおこなった時間帯 ○：10回くらい　△：5回くらい　……：ゆらし	姿勢 ○/△/×	コメント 行動、歩行、痛みの出方など
例	金				○								6 7 8○ 9 10 11……12……13△ 14 15 16 17 18……19……20○ 21 22 23	△	1時間歩いたらひざが痛くなった
1													6 7 8 9 10 11 12 13 14 15 16 17 18 19 20 21 22 23		
2													6 7 8 9 10 11 12 13 14 15 16 17 18 19 20 21 22 23		
3													6 7 8 9 10 11 12 13 14 15 16 17 18 19 20 21 22 23		
4													6 7 8 9 10 11 12 13 14 15 16 17 18 19 20 21 22 23		
5													6 7 8 9 10 11 12 13 14 15 16 17 18 19 20 21 22 23		
6													6 7 8 9 10 11 12 13 14 15 16 17 18 19 20 21 22 23		
7													6 7 8 9 10 11 12 13 14 15 16 17 18 19 20 21 22 23		
8													6 7 8 9 10 11 12 13 14 15 16 17 18 19 20 21 22 23		
9													6 7 8 9 10 11 12 13 14 15 16 17 18 19 20 21 22 23		
10													6 7 8 9 10 11 12 13 14 15 16 17 18 19 20 21 22 23		
11													6 7 8 9 10 11 12 13 14 15 16 17 18 19 20 21 22 23		
12													6 7 8 9 10 11 12 13 14 15 16 17 18 19 20 21 22 23		
13													6 7 8 9 10 11 12 13 14 15 16 17 18 19 20 21 22 23		
14													6 7 8 9 10 11 12 13 14 15 16 17 18 19 20 21 22 23		
15													6 7 8 9 10 11 12 13 14 15 16 17 18 19 20 21 22 23		

①日付：痛みやしびれが強くなった日がわかるだけでなく、週単位、月単位で体操の効果を測るのにも役立ちます。

②痛みの程度：痛みやしびれがない状態を0、考えられるもっとも強い痛みやしびれがある状態を10として、11段階で痛みのレベルを記します。

③体操の時間と頻度：体操をこまめにできた日と、それほどできなかった日があるでしょう。どのくらい痛みやしびれの出具合が違うのかを知ることができます。

④姿勢：先に述べた姿勢の改善は忙しくてもできます。姿勢の大切さを気づくことに役立ちます。

⑤日常動作：何気ない日常生活での動作が、痛みにどう影響しているかを知ると、どのようにして日常を過ごせばいいかが見えてきます。

痛みやしびれにばかり気をとられるのもよくないのですが、痛みやしびれを避けてばかりいては、いつまで経っても腰部脊柱管狭窄症はよくなりません。

自分自身の痛みやしびれとしっかり向き合って、改善行動に目を向けるために、痛み日記ではなく「痛み改善日記」なのです。

腰部脊柱管狭窄症が治らないこともある！

「腰部脊柱管狭窄症は後屈すると症状が悪化し、前屈すると症状がよくなる」という常識を疑うことから、この本は出発しました。

痛みナビ体操は痛みを指標にして治療しながら適切な体操を見つけていくという経験的治療に基づいた治療法で、特殊な治療法ではありません。しかも、その時々で治療体操を調節する必要があるので、「〜をすれば腰部脊柱管狭窄症は完治する」ということは言えません。

また、体操や姿勢の改善をおこなっていても症状が悪化する腰部脊柱管狭窄症の人は、一定の割合で存在します。ですから、「腰部脊柱管狭窄症は絶対治る」ということも決して言うことができません。

今回調査した70例のなかでも、半年後に手術した人が1名、1年後に手術した人が1名いました。

もちろん、改善率の向上をめざして日々工夫を重ねていますが、すべての腰部脊柱管狭窄症を治せるわけではないということを知っておくことも大切です。

「改善度」：VAS、RDQ

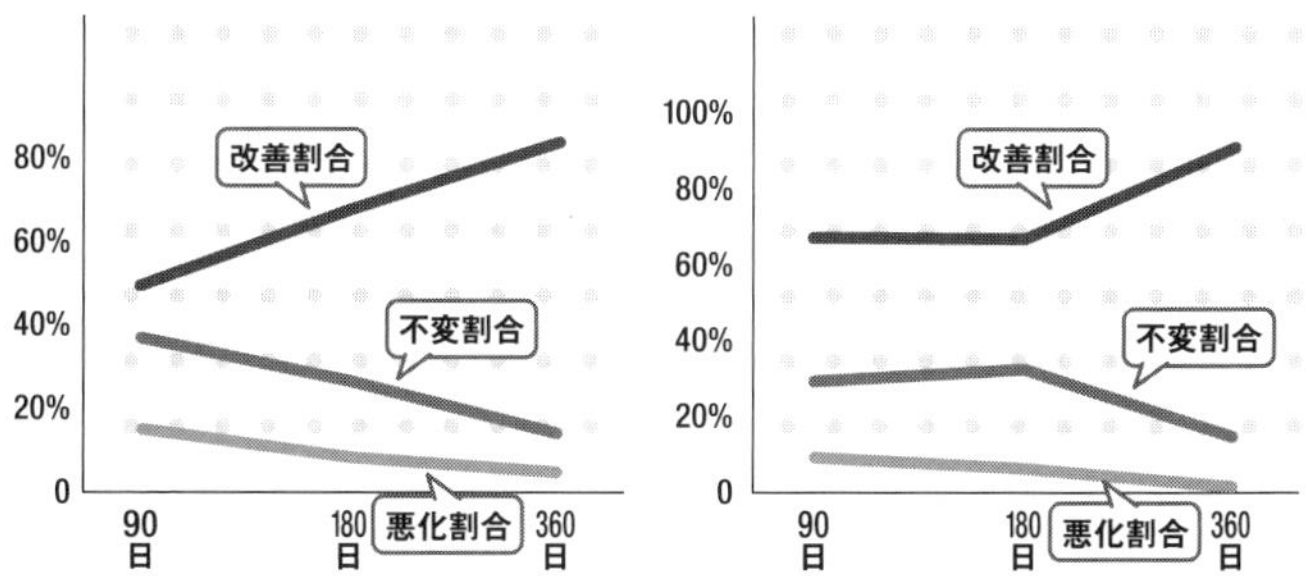

痛みやしびれが残っていても、その痛みに対する対処法を知っているのと、知らないで不安に過ごすのとでは、大きな違いがあります。

治らないケース① 腰椎の変形が強い

痛みナビ体操は、変形を正すことが目的の体操ではありません。腰椎の変形が残っていても痛みやしびれが取れることはよくあります。ですから、変形が強くても、まず体操の効果に期待するのはよいと思います。

しかし、腰椎の変形が強い場合、どうしても痛みやしびれが取れないこともあるのです。これは椎間板に絶えず偏った力が加わっているために、**髄核のずれが直らない**ためと考えられます。

長年にわたる姿勢や動作による腰への負担が、変形の一番の原因と推測されます。そのほかには、脊椎の圧迫骨折や、成長期に発生した脊柱

変性側弯レントゲン像

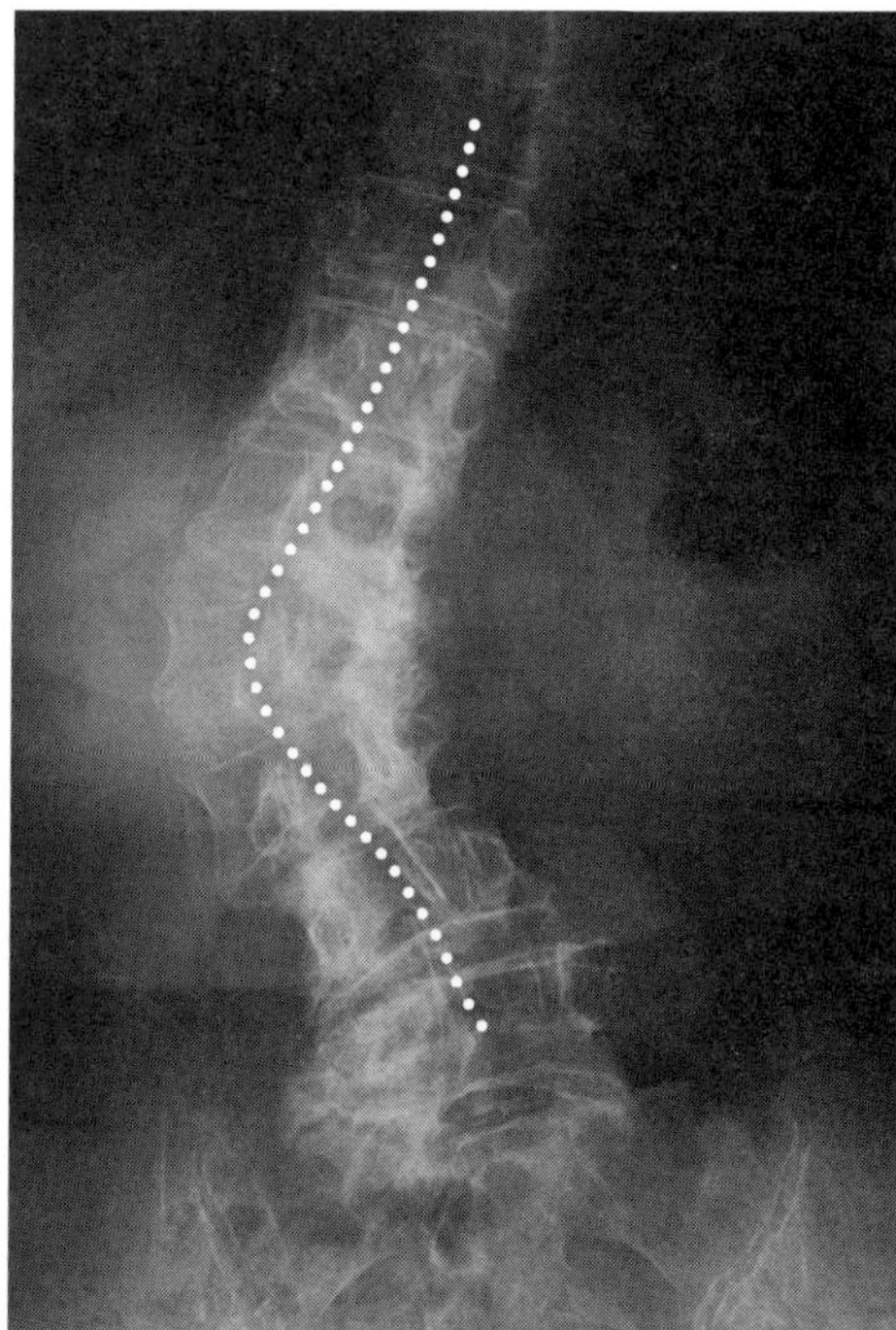

腰椎レントゲン正面像：右側に凸のカーブを描く変性側弯がみとめられる。

側弯症によっても、背骨の変形が引き起こされます。

圧迫骨折図レントゲン像

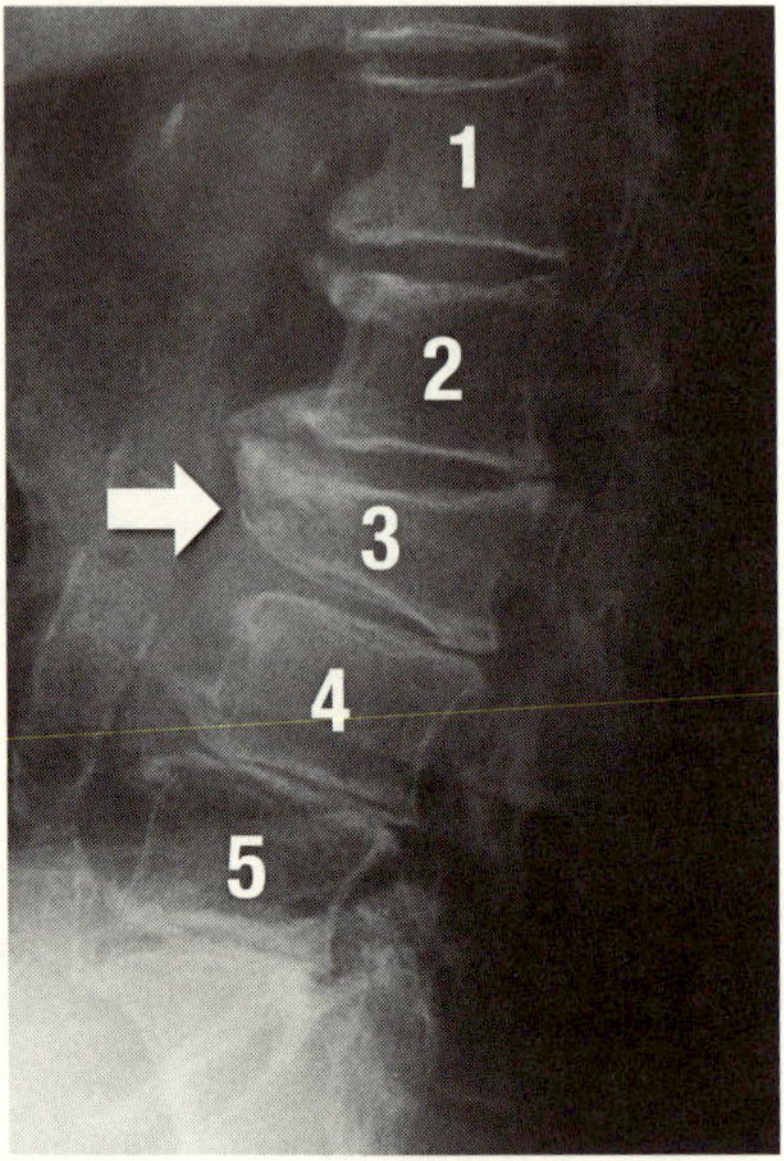

腰椎レントゲン側面像：第3 腰椎の陳旧性圧迫骨折を伴った変形がみとめられる。

背骨の変形が強くて痛みやしびれが改善しないときは、コルセットで固定することもあります。しかし、強い矯正を加えようとして、背骨の広い範囲を固定すると、実際には苦しくて装着できないこともよくあります。

痛みが強ければ、**痛み止め**を飲みながらなんとか日常生活を過ごすこともやむを得ないでしょう。**背骨を固定する手術**もありますが、手術に伴うリスクや動きが制限されてしまうことを考えると**最終手段と考えるべき**だと思います。

治らないケース②　神経が強く圧迫されている

足や膀胱にいっている腰椎の神経が強く圧迫されると、麻痺を起こすことがあります。**神経の完全麻痺**を起こして、足が動かないとかおしっこが出せないという状況になれば、絶対的手術適応といって**すぐに手術**

が必要な状態です。

術前腰椎MRI像

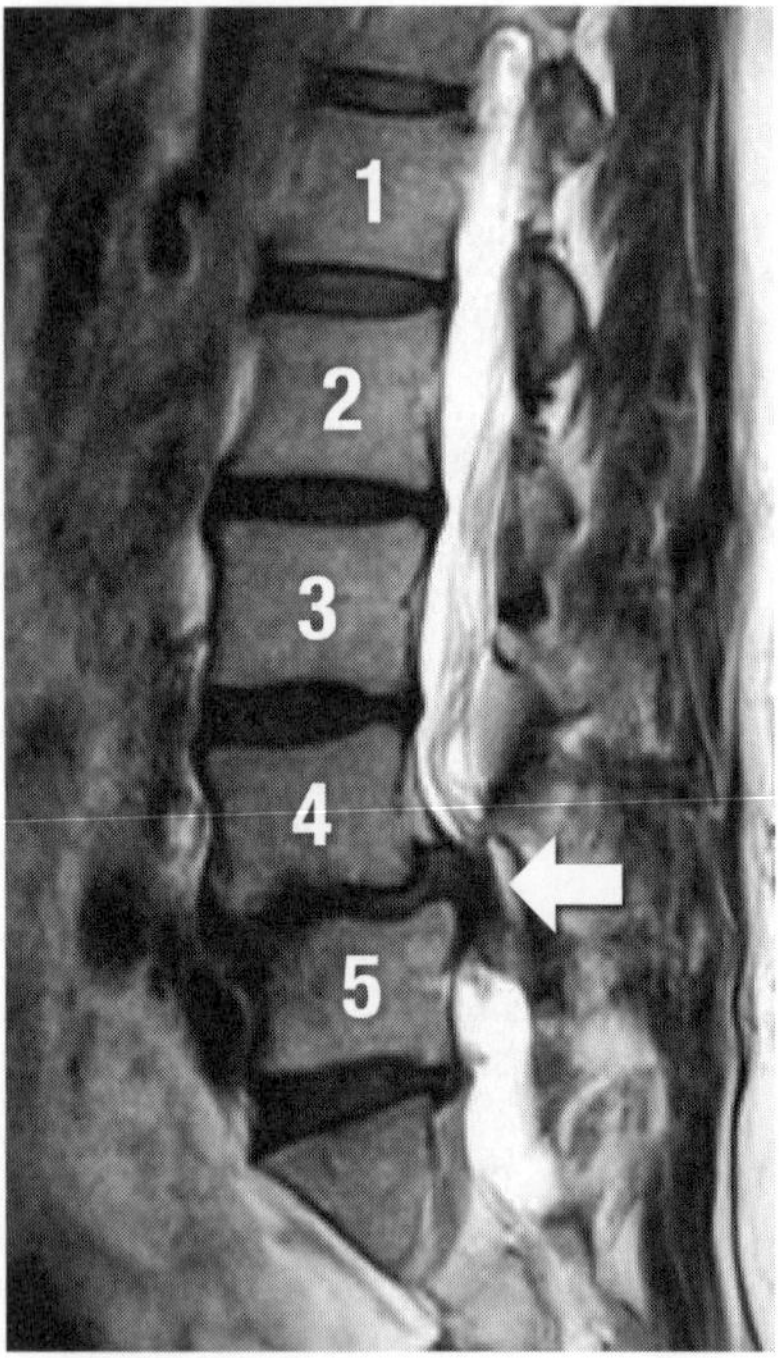

第4腰椎／第5腰椎間での高度の脊柱管狭窄がみとめられる。

麻痺になっていなくても、体操や姿勢の改善をしても痛みやしびれが改善しない場合、MRIなどの画像でも神経の圧迫が強く認められれば、相対的手術適応といって手術を考えます。

術前腰椎レントゲン側面像

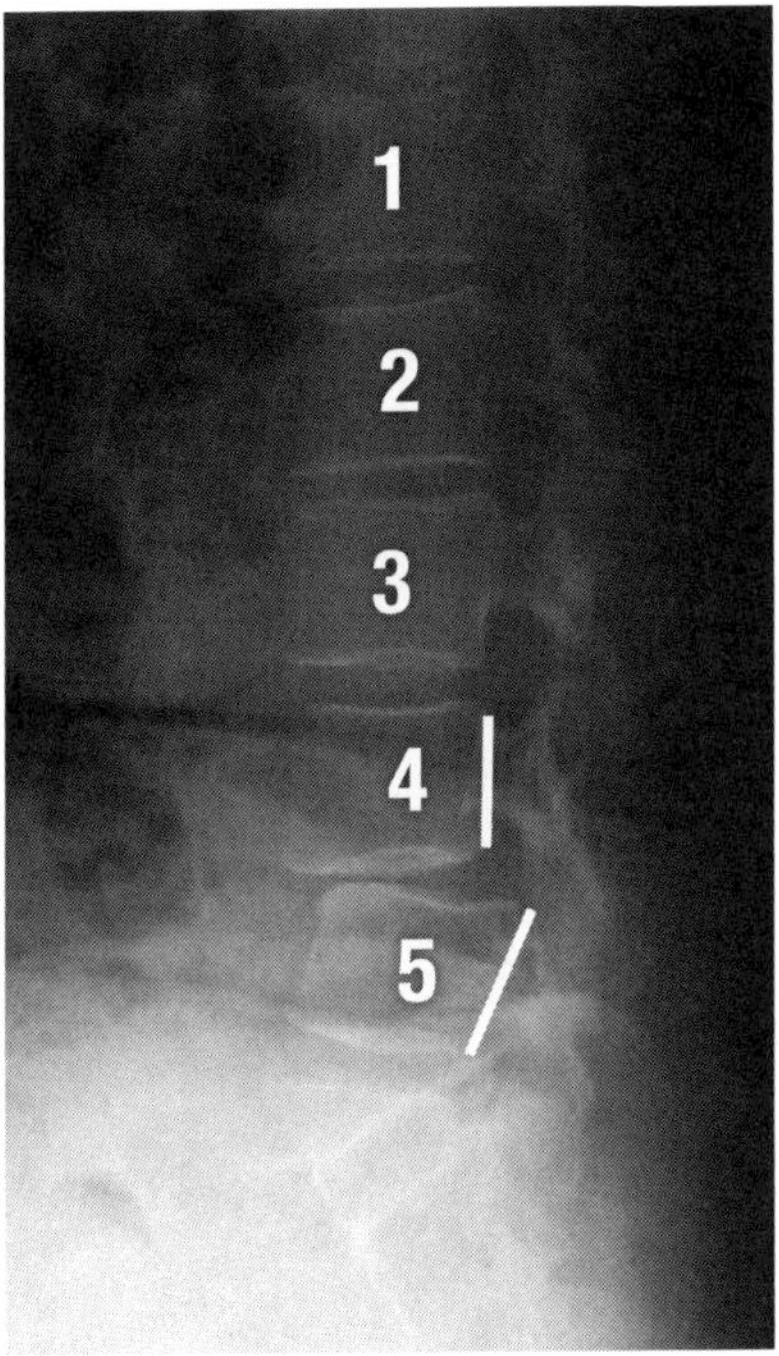

第4腰椎の前方へのすべりがみとめられる。

治らないケース③　マイナス要素を減らせない

術後腰椎レントゲン側面像

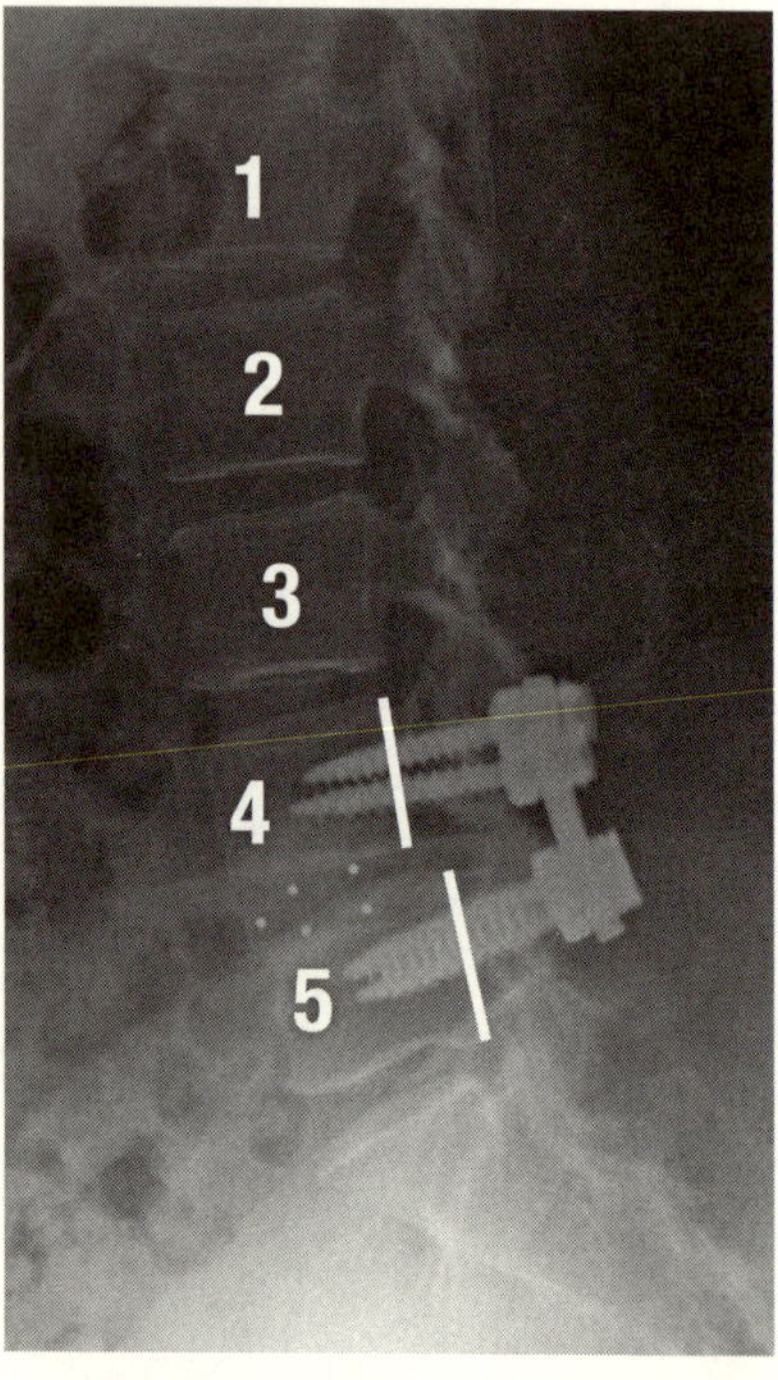

第4腰椎のすべりを戻し、第4腰椎と第5腰椎をボルトで固定した。

仕事で前かがみの作業をしなければいけない人や、普段の姿勢を直すことができない人など、痛みやしびれを悪化させるマイナス要素がはっきりしているにもかかわらず、その**マイナス要素を減らせない場合**は腰痛の改善は難しくなります。

このような場合、体操の追加や動作の指導を提案して、なんとか改善方法を模索しますが、**大切なのは本人の治療への参加**です。日常生活場面のことをいちばんよく知っているのは、腰痛を抱えている患者さん本人です。ですから、自分自身でなんとかマイナス要素

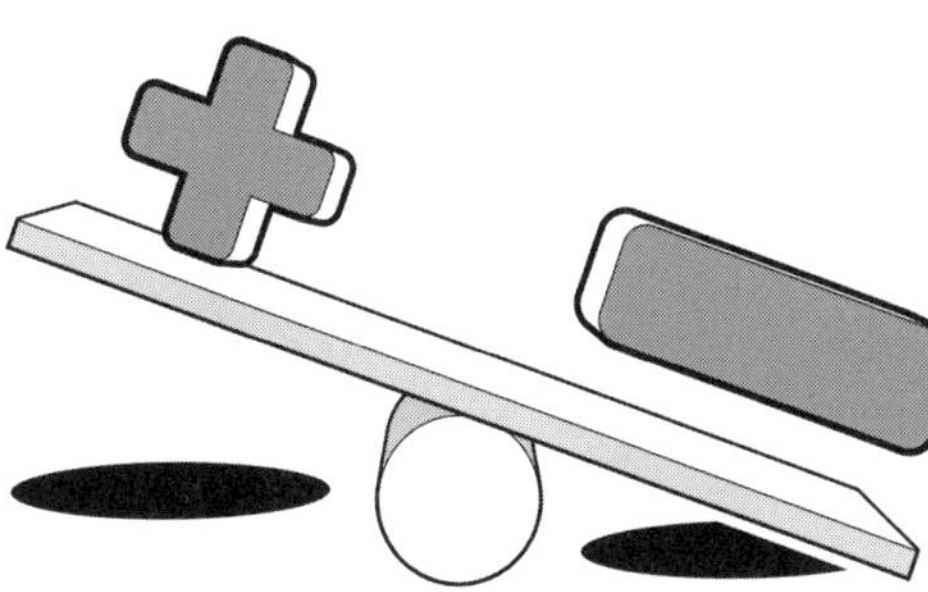

を減らす工夫を見つけ出そうとしないかぎり、痛みやしびれの改善は望めません。

以上のように腰部脊柱管狭窄症に苦しむ人の中には、どうしても治らない人もいます。わたしも腰部脊柱管狭窄症は腰椎の病気の中でも、治りづらい重症な状態であることを身に染みて感じています。

時には手術を勧めることもありますし、薬で痛みやしびれを抑えるしかないと説明するときもあります。通院していても体操や姿勢の改善に取り組もうとしない人もいます。

しかし、重症の腰部脊柱管狭窄症でも、改善する希望は持てます。まずは、適切な体操を見つけることから始めて、つらい痛みやしびれの改善をめざしましょう。

付 章 1

どのように適切な体操を見つけるのか？

本だけでは、適切な体操を見つけにくい方もいらっしゃると思います。また、経過によって体操も変化します。

付章として、当院でどのように患者さんにリハビリテーションをして、適切な体操を見つけていくのか、理学療法士と患者さんの会話を載せました。自分自身で適切な体操を見つける参考にしてください。

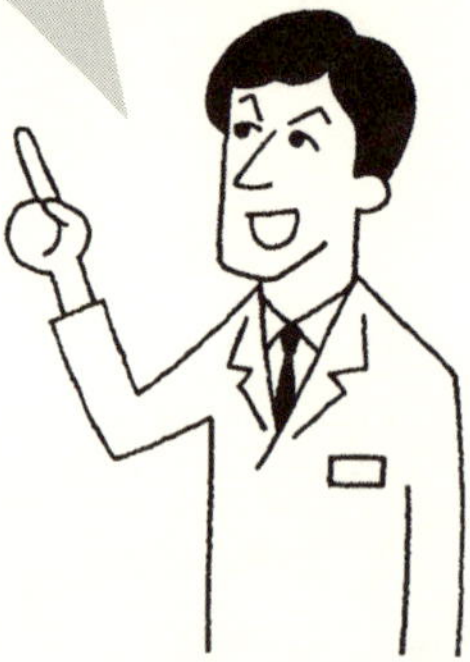

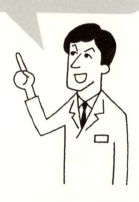

患者さんプロフィール①

A・Tさん（70代・女性）

18年くらい前に整形外科で脊柱管狭窄症と診断される。たまに腰痛と右下肢に坐骨神経痛が起こる。骨はしっかりとしているので手術する段階ではないと言われ、痛み止め、ブロック注射を受けた。いまもしびれがあり、腰の脇に激痛が走るときもある。痛みが改善しないので、お茶の水整形外科に初来院した。

――どのような症状でお困りですか。

18年前から足裏がピンと張ったような症状があります。朝30分歩いても痛くないときもあります。でも急にビリッとくると、もう歩けません。ソファのサイドに寄りかかるように横座りしたとき、左足を上にして足を組むと、すごく痛みます。

――座ったまま背筋を伸ばしてみましょう。

とくに変化は感じません。

――腰を丸めてみましょう。

このほうが少しラクです。

――足のしびれはどうですか？

変わりません。座っていると痛いので立ったほうがラクです。

――立ち上がって前屈してみましょう。

変化はありません。

――立ったまま後屈してみましょう。

腰の真ん中が痛みます。いつも痛い腰の左側は大丈夫です。

――立ったまま腰を左右にずらしてみましょう。

右にずらすと左が少し痛い。左にずらすと左が少し痛い。まっすぐしていると左は痛くありません。

――椅子に座って前屈を10回してみましょう。

体を起こすときに左腰が少し痛いです。

――お尻ずらし体操をしてみましょう。

どちらに振っても左腰に痛みがあります。動かす練習をしたほうがいいのでしょうか？

――よい動きはしたほうがいいのですが、悪い動きはやらないほうがいいのです。そのために、これからよい動きを見つけていきましょう。それでは、まず壁おじぎ体操を10回してみましょう。

（壁ドンおじぎ体操を10回施行）

痛みが少しよくなった気がします。

――前屈運動が合っている可能性が高いですね。座ったまま前屈運動に加えて壁おじぎ体操を1日5セット、2〜3時間おきにおこなうようにしてください。

長く座っていて、痛みが出たときにより、どちらか痛みが軽減される体操を選んでたくさんやってみてください。まずは2週間、試してみましょう。

普段はよい姿勢を意識して腰を反らしているのですが…

――その「よい姿勢」で痛みが増しているので、腰を反らす姿勢はAさんにはよくない可能性があります。

医師のコメント

腰部脊柱管狭窄症による長年の坐骨神経痛ですが、前屈で痛みが軽減したので、よくなることは十分に期待できます。「普段はよい姿勢を意識して腰を反らしている」とのことなので、

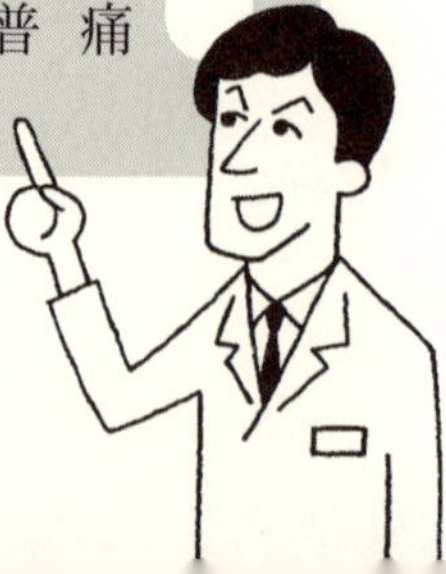

この姿勢が腰に負担をかけている可能性があります。

このような方は、あえて猫背の「悪い姿勢」をとるように心がけるといいでしょう。完全に痛みが取れるところまでめざして、頑張ってほしいものです。

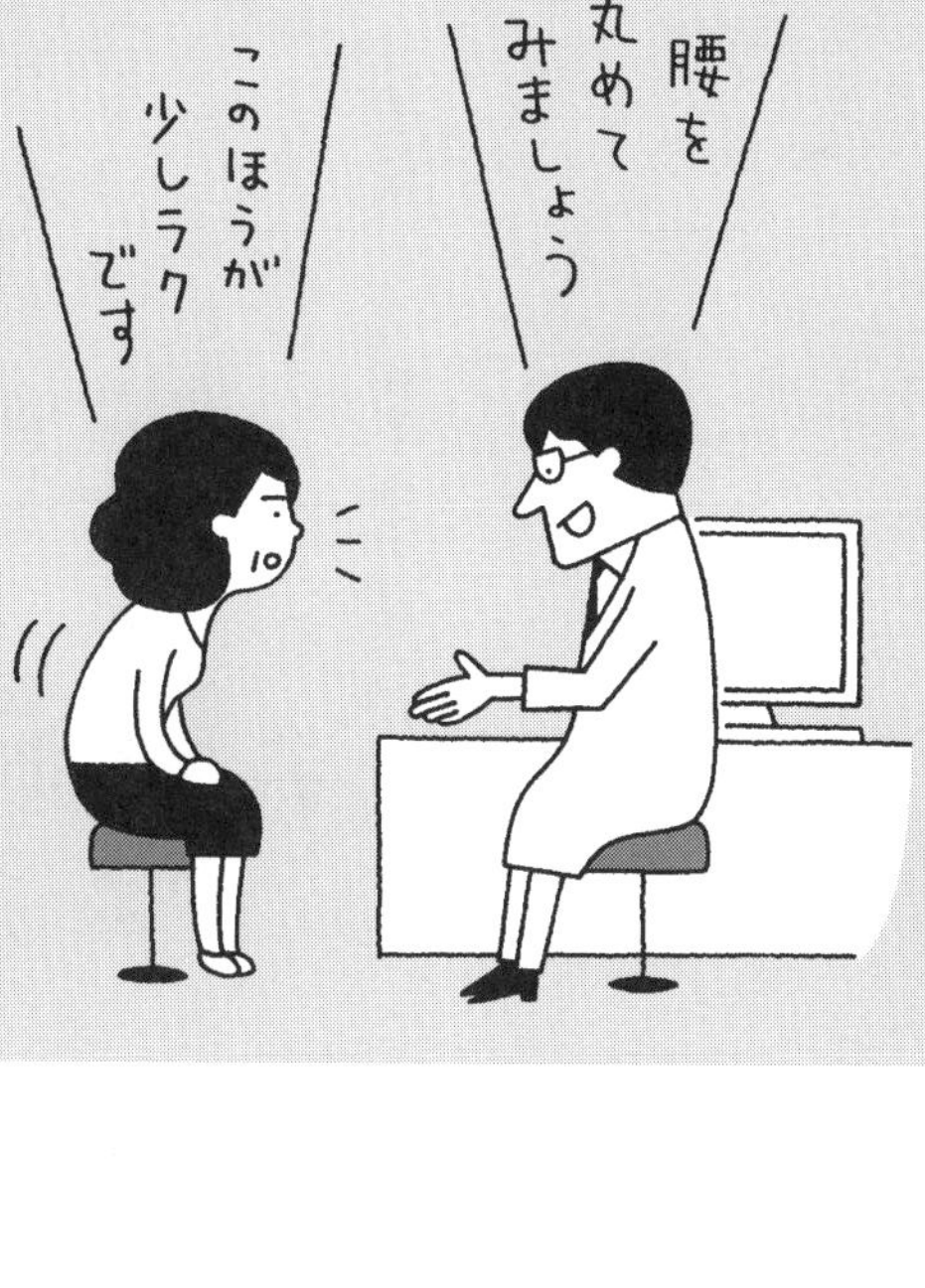
腰を丸めてみましょう
このほうが少しラクです

患者さんプロフィール②

K・Aさん（60代・女性）

2年前に間欠性跛行の症状が現れて整形外科へ行くと、レントゲン検査で腰部脊柱管狭窄症が原因だと言われた。筋肉をつけるよう指導されて教わった体操をしていたが、10年前から痛みが増してきた。同じ整形外科では湿布を出されるだけだったので、お茶の水整形外科を受診し、後屈改善型と診断され、壁もたれ反らし体操を指導されて、1ヵ月間の体操で痛みが半減した。

――具合はいかがですか？

歩き始めに痛みがたまにぶり返します。1日に何度も出てきます。まったく痛みがない日もあります。まったく体操をしなくてよくなるようにはならないのでしょうね？

――そうですね、もうしばらく体操は必要だと思います。体操は1日どのくらいやられていますか？

平日はお手洗いに立ち上がったついでなど、4セットくらいしていいます。休みの日はついつい忘れてしまいます。

――1日5セットでいいので、もう少し体操を続けていきましょう。つい忘れてしまうのです。とくに痛みがない日は安心して。

――調子がよくなっている証拠ですよ。何分くらい歩くと痛いですか？

10分くらいです。

――どこが痛みますか？

腰の右横と右太ももです。

――ここ1週間の痛みは10段階だとどのくらいですか？

平均3くらいです。

――座っているときはどうですか？

大丈夫です。立っているときも出ません。歩いているときに痛みが出ますね。我慢していれば歩けるけど、どこかに座りたいなと感じます。

――お仕事は何ですか？

パートのデスクワークで、12年目です。

――休みの日はどのように過ごしていますか？

家事をしながら立っているときが多いです。痛みが出たら、まずいと思っていますが、つい忘れてしまいます。

――1日2～3セットでもしたほうがいいですね。

（立ち上がって）

――それでは壁もたれ反らし体操をやってみてください。

（壁もたれ反らし体操を10回施行）

――痛みはどうですか？

軽くなりました。

――体操の方法は合っていると思うので、いかに体操をコンスタントにおこなうかが大切です。反らす動きの腰ゆらしを習慣化して、職場では、トイレに立ったついでに続けてください。

Kさんは、長時間歩いていると骨盤が後ろ倒しになってくるのだと思われます。骨盤が後ろへいくと神経に触って痛みが出ているのです。

歩いていると背中が曲がっているのが自分でもわかります。

――背中が固いようなので、もう少し強い刺激を加えてみましょう。

（壁反らし軍手ボール体操を10回施行）

――痛みはどうなりましたか？

さらに軽くなりました。

――痛みという感覚こそ、姿勢が悪いということを体が教えてくれるのです。軍手ボールはピンポイントで関節の動きを出すことができるので活用してみてください。いままでどおりの壁もたれ反らし体操も1日4~5セット続けてください。よくなってきたらセット数を減らしてもかまいません。その分、デスクワーク中はこまめに反らす動きの腰ゆらしをおこないましょう。歩くときは胸を引き上げるように、立ち姿勢チェック。骨盤が立つようにしてください。

ウインドウチェックしないといけないですね（笑）早足でもいいのですか？

――早く歩いて痛みが出やすかったら、気をつけたほうがいいですが、痛くなければ早足でもかまいません。

医師のコメント

後屈改善型の腰部脊柱管狭窄症で順調に改善していますが、症状がよくなっているとつい体操の頻度が減ってしまうようです。どうしても体操の頻度が減ってしまうようなので、理学療法士は反らす腰ゆらしや姿勢の改善を提案していました。この調子でいけば、おそらく完全に痛みや間欠性跛行を改善するところまでもっていけるのではないかと思います。

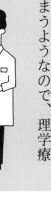

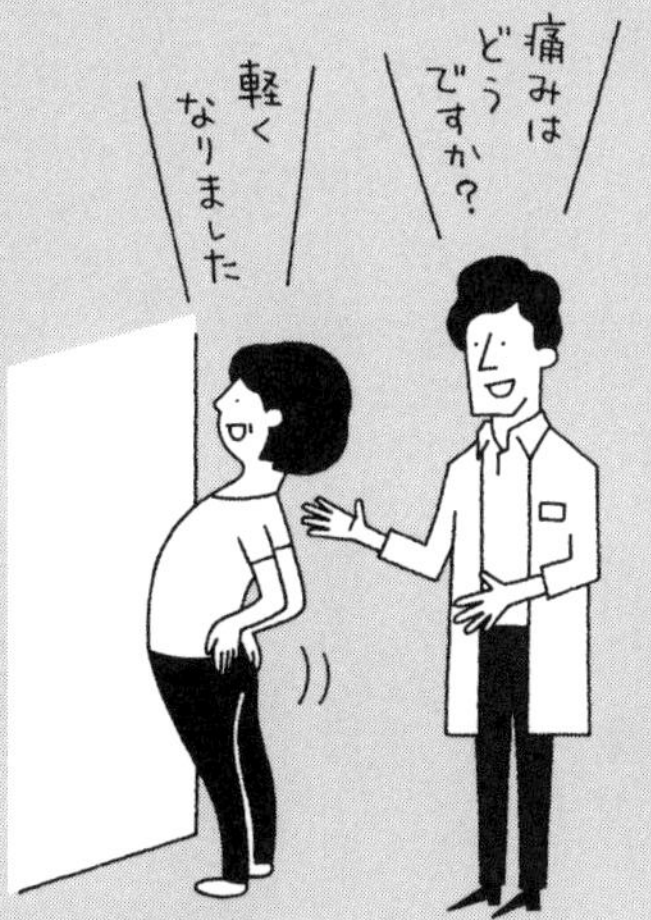

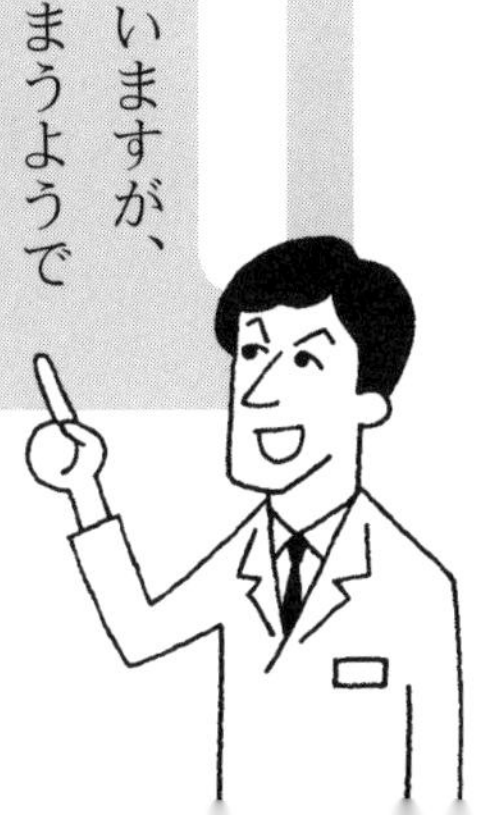

患者さんプロフィール③

M・Kさん（70代・男性）

10年前に紹介してもらった整形外科で腰部脊柱管狭窄症の手術を受け、術直後は痛みが治まったものの6～7年前から両下肢に慢性的な痛みが出てきた。1年前よりお茶の水整形に月1回通院し、前屈と後屈の両方によさそうな反応が出ており、まだ適切な運動方向は決まっていない。2ヵ月前に前屈運動に変えて、初来院の痛みは2割くらい改善している状態で、時には痛みがなく、痛みを忘れる日もあるようになった。

——調子はどうですか？

体操は前屈のほうがいいのかなと思って、呼吸と合わせてやっています。どのくらいの時間前屈していたらいいのかを聞いていませんでした。

――長く前屈したほうが調子がよければ、自分のペースで調節してください。今日はその確認をしましょう。

壁おじぎ体操が自分には合っているのではないかと思います。

――痛みがよくなってきているということですか？

体操すると腰の痛みはなくなります。まだ足に痛みがありますけど……。

――体操中に痛みはありますか？

ありません。ただ回数を増やそうと思っても気がついたら午前中に1回しかやっていないとか、忘れてしまいます。

――前回は確か、ゴミ出しがいちばん痛いと仰っていましたね。

ゴミの重さにもよると思うのですが。70メートルくらい歩くと、それ以上歩けないくらいの痛みを感じるときが日によってあります。ただ、周りの目もあるので前屈はできず、その場にしゃがみ込みます。ラクになるというところまではいかないけれど軽減するのを期待します。

――前々回は後屈運動をしてよくなかったので、前回は前屈運動に変えています。それが合っているか心配です。

前屈運動に変えたら翌日、全然痛くないので合っているのだと感じました。ただ、家だと1日1セットもやっていません。

――そうであれば体操の回数を増やさないと、症状も変化しにくいと思います。

痛みがなくなることと痛みが軽減することの、どちらが体操の目的なんですか？

――両方ですが、まずは軽減です。痛むときにすかさず体操することで効果がわかりやすく出ます。少しでも軽減する感じがあるかをみておいてください。痛くないときにやっても効果がわかりません。

体操中はいいなと実感します。

――（体操の）回数を増やすことで、痛みの出る頻度や強さが減る可能性があります。

足の痛みを取るには、どうしたらいいですか？

――体操の回数を増やせば、足の痛みも取れてくると思います。

駅の階段を上っているときは痛みを感じます。

――10段階でいうと痛みはどのくらいですか？

6～7くらいです。家では2階へ上がるのもつらいです。

――立ってみましょう。今の痛みは？

4～5くらいです。太ももから足にかけて慢性的な重だるさを感じていて、痛みというか表現の仕方が難しいです。歩く元気がなくなっちゃって。

――壁ドン反らし体操をしてみましょう。

（壁ドン反らし体操を10回施行）

痛いけど気持ちいいです。

――腰に痛みはありますか？

悪い感じはありません。

――壁ドンおじぎ体操をしてみましょう。

（壁ドンおじぎ体操を10回施行）

前屈していくと腰につっぱり感があります。

――太もものあたりが固くなるとおっしゃっていたのですが、曲げている最中はどうですか？

固くなって早くラクに戻したいという気がします。すぐに座りたくなっちゃいます。

――反応がその場ではっきりしにくいので、前屈改善型かどうかはまだ定かではありません。座るとラクになりますか？

はい。はっきり前屈、後屈がいいとは言えない感じです。

――体操は座りおじぎ体操、立ちおじぎ体操、ひざ抱え体操の3つがあったと思いますが。

座りおじぎ体操をいちばんやっていました。

――ここでやってみましょう。痛みはありますか？

痛みというよりふくらはぎに伸びている感じがあります。

――体操中はツンとしても戻したら違和感がないのであれば続けていきます。今、腰の痛みは？

ありません。ちょっとやわらかくなったか？　気のせいかもしれませんが。

――階段の上り下りをしてみましょう。

上りはラクになりました。歩くのもラクになった。

――階段を上がる前に座りおじぎ体操をして、階段を上がるときの変化をみてください。最低1日10回5セットの座りおじぎ体操をしてもらいたいです。できるだけ分けて。とくにつらいときにやってみてください。胸をひざに向けると伸びやすいです。反応が出づらいので少し体操の回数を増やしてみましょう。

食事の直後でもいいですか?

――いいですけど、もしお腹が張って痛ければ、少し時間を置いてください。長い距離を歩くときは、ベンチに時々座ってやってみましょう。

医師のコメント

腰部脊柱管狭窄症の術後で、前屈でよい反応もありそうなのですが、まだ適した体操がはっきりしない状況です。

術後の方は体操の反応が出にくいので、できるだけ体操の回

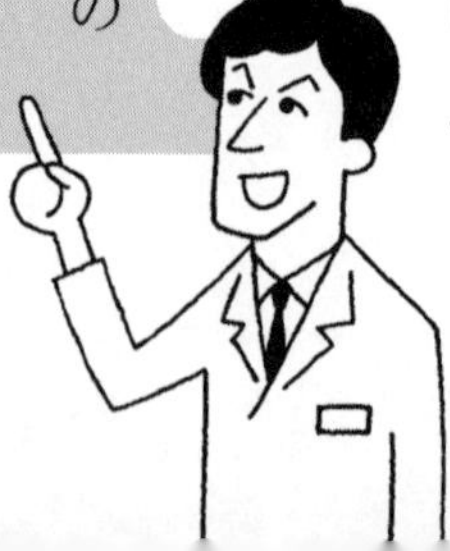

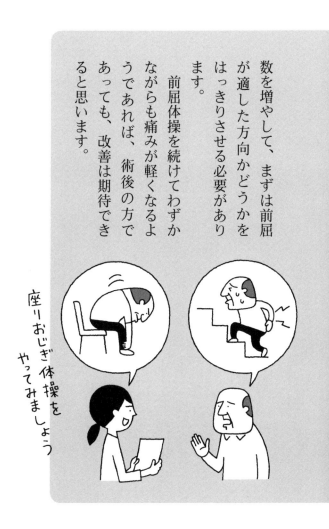

数を増やして、まずは前屈が適した方向かどうかをはっきりさせる必要があります。

前屈体操を続けてわずかながらも痛みが軽くなるようであれば、術後の方であっても、改善は期待できると思います。

付章2

痛みナビ体操についてのQ&A

Q1 痛みナビ体操をしていて、反対に腰が悪くなることはありますか？

痛みナビ体操をしている過程で、腰や足の痛みが悪化することはあり得ます。そのような場合は、体操を逆方向に変更してみてください。後屈体操で悪化した人は前屈体操に、前屈体操で悪化した人は後屈体操にしてみてください。反対方向の体操で痛みが改善するようなら、その反対方向の体操のほうが適していると判断します。

Q2 どのくらいの期間で痛みはなくなるものでしょうか？

これは本当に人それぞれなのですが、発症の時期と腰椎の変形度合は治る期間に影響します。3ヵ月以内の急性の痛みであれば1～6ヵ月。3ヵ月以上経っている慢性の痛みであれば3ヵ月から1年。腰椎の変性側弯など強い変形を伴っている場合は、1年以上かかります。

Q3 痛みがない日も体操をしたほうがいいのでしょうか？

油断して体操をサボると、また元の痛みがぶり返してきますので、治療中は痛みがない日でも体操をおこなってください。痛みが完全に取れた状態が数日続くようなら、体操の頻度や回数を徐々に減らしてもかまいません。

Q4 体操を変えるタイミングはいつですか？ 1つの体操をどのくらいの期間続ければいいのでしょうか？

体操を変える必要があるのは、痛みが改善しなくなったときです。「改善しなくなった」というのは、痛みが悪化したときと、痛みが変化しないときです。痛みが悪化したときは、Ｑ１のように反対方向の体操を試してみてください。痛みが変化しないときは、体操に深呼吸を加えたり、手足の位置を変えたりして、体操の強度を上げてみてください。

１つの体操が正しいかどうかを見極めるには、ある程度の期間続ける必要があります。すぐに反応が出れば1日でもわかりますが、反応がはっきりしない場合は、１週間続けてみてください。

Q5 筋肉をつけろと知人に言われましたが、痛みナビ体操以外の運動をしてもいいですか？

腰部脊柱管狭窄症は、腰椎の変性による神経の圧迫が原因なので、筋肉が衰えたことが原因ではありません。筋トレをして、痛みが悪化する人もいるので、少なくとも治療中は筋トレを控えるようにしてください。たとえば、後屈改善型の人が腹筋運動を繰り返すと、腰を前屈させることになるので、痛みは悪化します。

痛みやしびれがなくなったら、筋トレを始めてもかまいませんが、筋肉がついても、脊柱管狭窄症を改善させる効果はありません。

Q6 マッサージや整体など、ほかの治療も併せておこなってもいいですか?

マッサージや整体を受けたあとに痛みやしびれがラクになると感じるのであれば、おこなってもかまいません。

とくに症状が変わらないのであれば、わざわざおこなう必要はないでしょう。

もし、それらの治療をおこなったあとに症状が悪化する場合は、あなたの体に合ってないので、止めておいたほうがいいでしょう。

あとがき

本書は腰部脊柱管狭窄症に関する当院の最新の知見を基にして、書き下ろしました。腰部脊柱管狭窄症の診断基準を見直すことによって、今まで信じられてきた「腰部脊柱管狭窄症は後屈すると悪化し、前屈すると改善する」という定説が必ずしも正しくないという事実には、わたしも驚きました。

当院に来院する患者さんのなかには、「本を見たけど、どの体操がよいかわからなかったので来た」という患者さんもいらっしゃいます。

また、治療の過程で痛みが強くなると治療をあきらめてしまう方や、途中で体操を変えると不信感をもってしまう方もいらっしゃいます。そこで、必ずしも順調には治るとはかぎらない腰部脊柱管狭窄症の治療の過程も詳細に書きました。

痛みは警告信号として、体を守るために必要なものです。確かに痛みは不快な感覚なのですが、自分の体を見直す機会を与えてくれた大事な恩人でもあるのです。

痛みナビ体操は、基本的にリハビリテーションの概念に基づいています。痛みを指標にして、適切な体操や姿勢を見つけていくという、リハビリテーションの考え方からすると、じつはごく当たり前の治療をしているだけなのです。

リハビリテーションは自立をめざす医学手法で、痛みナビ体操も痛みを抱える患者様の自立を目標としています。とくに高齢化社会において、腰痛を改善して高齢者が社会活動に参加できるようになり、社会貢献の一翼を微力ながら担うことができれば、これ以上の喜びはありません。

最後に、本書の執筆を支えてくれた人生のよき伴侶である妻に感謝の意を捧げます。

平成29年8月吉日

銅冶 英雄

[参考文献]

日本整形外科学会、日本腰痛学会、腰痛診療ガイドライン2012 南江堂、2012
日本整形外科学会、日本脊椎脊髄病学会、腰部脊柱管狭窄症診療ガイドライン2011　南江堂、2011

Arnoldi CC, Brodsky AE, Cauchoix J, et al. Lumbar spinal stenosis and nerve root entrapment syndromes. Definition and classification. Clin Orthop Relat Res 1976; 115: 4-5

Johnsson KE, Uden A, Rosen I. The effect of decompression on the natural course of spinal stenosis. A comparison of surgically treated and untreated patients. Spine. 1991; 16 (6) : 615-9.

Atlas SJ, Keller RB, Wu YA, Deyo RA, Singer DE. Long-term outcomes of surgical and nonsurgical management of lumbar spinal stenosis: 8 to 10 year results from the Maine lumbar spine study. Spine. 2005; 30 (8) : 936-943.

Hurri H, Slatis P, Soini J, et al. Lumbar spinal stenosis: assessment of long-term outcome 12 years after operative and conservative treatment. J Spinal Disord. 1998; 11 (2) : 110-115.

Amundsen T, Weber H, Nordal HJ, Magnaes B, Abdelnoor M, Lilleas F. Lumbar spinal stenosis: conservative or surgical management?: a prospective 10-year study. Spine. 2000; 25 (11) : 1424-1435; discussion 1435-1436.

加藤欽志、菊地臣一、紺野愼一、ほか. 腰部脊柱管狭窄に伴う自覚症状　術前後での変化　前向き研究. 臨整外2007; 42 (10) : 1007-11
原田大朗、松本守雄、中村雅也、ほか. 腰部脊柱管狭窄症手術例における足底部しびれの遺残. 東日整災外会誌2005; 17 (1) : 65-8

[著者プロフィール]

銅冶英雄

どうや・ひでお

お茶の水整形外科
機能リハビリテーションクリニック 院長

1994年、日本医科大学卒業。千葉大学付属病院、成田赤十字病院、国立がんセンター中央病院、千葉県立こども病院、千葉リハビリテーションセンターなどで勤務。豪州ベッドブルック脊椎ユニット留学などを経て、2010年、お茶の水整形外科 機能リハビリテーションクリニック（東京都）を開院。その間、04年に国際腰椎学会日本支部賞、05年に国際腰椎学会・学会賞を受賞。自身も、20歳のころから腰痛に悩んだ。その体験を生かし、運動療法、靴、栄養療法を組み合わせて体の痛みを根本的に取る治療法を考案する。医学博士、米国公認足装具士。近著に『自分で治す! 坐骨神経痛』（洋泉社）、『頚椎症・脊柱管狭窄症・椎間板ヘルニアなどあきらめていた3万人の激痛を治した首の痛みナビ体操』（わかさ出版）、『3万人のひざ痛を治した！ 痛みナビ体操』（小社）などがある。

アチーブメント出版

[twitter] @achibook
[facebook] http://www.facebook.com/achibook
[Instagram] achievementpublishing

4万人の腰部脊柱管狭窄症を治した!
腰の痛みナビ体操

2017年（平成29年）9月1日　第1刷発行
2017年（平成29年）12月30日　第5刷発行

著者	銅冶英雄
発行者	青木仁志
発行所	アチーブメント出版株式会社 〒141-0031 東京都品川区西五反田2-19-2 荒久ビル4F TEL 03-5719-5503／FAX 03-5719-5513 http://www.achibook.co.jp
装丁・本文デザイン	華本達哉（aozora.tv）
イラスト	棚田誠司、高田真弓
写真	chiai（ままちめ）
モデル	夏川アミ（SOS）
ヘアメイク	弾塚凌
印刷・製本	株式会社光邦

ISBN 978-4-86643-012-6

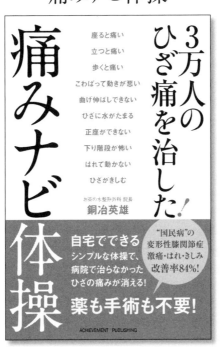

アチーブメント出版の好評健康書

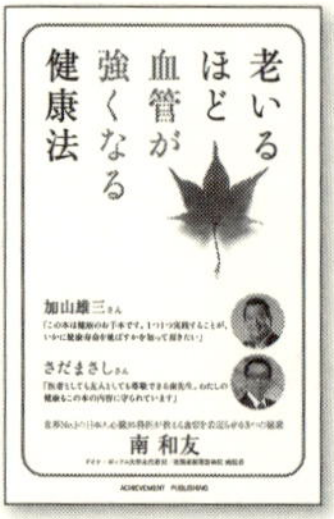

世界No.1の日本人心臓外科医が教える
血管を若返らせる3つの秘策

老いるほど血管が強くなる健康法

南和友 著

定価:1200円+税　　B6変型判/並製本/216頁

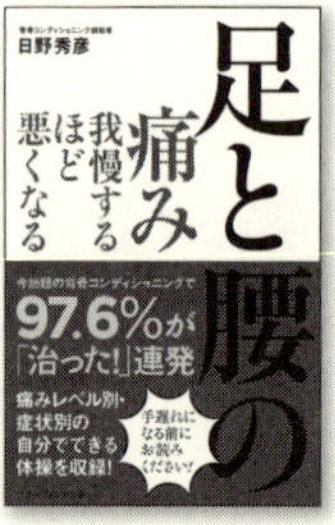

どこへ行っても治らなかった腰痛・足痛 ——
97.6%が治った連発で大注目!

足と腰の痛み我慢するほど悪くなる

日野秀彦 著

定価:1200円+税　　B6変型判/並製本/208頁

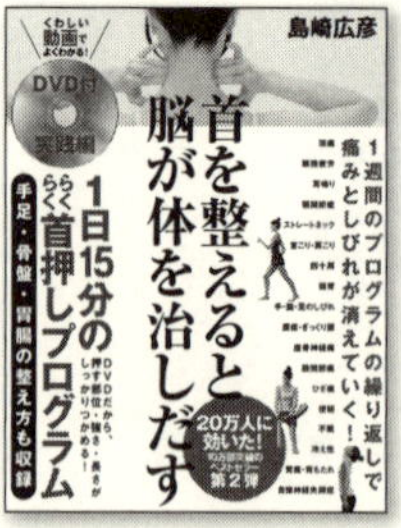

10万部超のベストセラー「首を整えると脳が体を治しだす」
多くの読者の声に応え、DVD付き大型版で登場!

DVD付き実践編
首を整えると脳が体を治しだす
1日15分のらくらく首押しプログラム

島崎広彦 著

定価:1500円+税　　B5変型判/並製本/112頁